Transformación Total Cuerpo, Mente Y Espíritu

Transformación Total Cuerpo, Mente Y Espíritu

Descubre Cómo Lograr Una Completa Sanación, Transformación Y Equilibrio en Todas Las áReas de Tu Vida

Mariana Chiarella & Pablo Ricciardi

Reservados todos los derechos. Ninguna parte de este libro puede reproducirse, almacenarse en un sistema de recuperación o transmitirse de ninguna forma o por ningún medio (electrónico, mecánico, fotocopiado, grabado, escaneado u otro) excepto breves citas en reseñas críticas o artículos sin la autorización previa. permiso del autor.

Publicado por Game Changer Publishing

ISBN TAPA BLANDA: 979-8-9864117-8-1
ISBN TAPA DURA: 979-8-9864117-9-8
ISBN DIGITAL: 978-1-961189-89-8

DEDICACIÓN

*A nuestro amado Sergito Medina,
donde sea que esté viviendo su próxima aventura.*

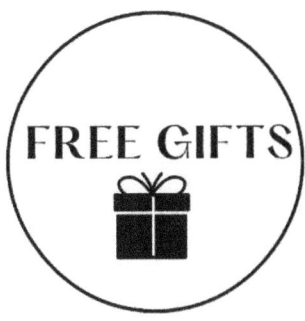

DESCARGA TUS REGALOS GRATIS

Leé esto primero

Solo para decir gracias por comprar y leer nuestro libro, ¡Nos gustaría darte algunos obsequios de bonificación gratis, sin condiciones!

Para descargar tus regalos ahora, escanea este código QR:

https://www.marianaypablo.com/pymregalos

Transformación Total Cuerpo, Mente Y Espíritu

Descubre Cómo Lograr Una Completa Sanación, Transformación Y Equilibrio en Todas Las áReas de Tu Vida

Mariana Chiarella & Pablo Ricciardi

Agradecimientos

Queremos expresar gratitud a nuestros maestros, guías y mentores:

- **SERGIO MEDINA** (nuestro querido amigo y Maestro de REIKI - Dios Bendiga su memoria y alma para seguir enseñándonos desde un plano superior).

- **Dr. DEEPAK CHOPRA** - cuyos libros allanaron el camino hacia nuestro propio autodescubrimiento y aprendizaje.

- **Dr. BRUCE LIPTON** - quien escribió libros tan increíbles para comprender que creamos nuestras propias experiencias en vivo a través de nuestra percepción.

- **Dr. JOE DISPENZA**, quien descubrió la poderosa fuerza de nuestros pensamientos que puede bendecirnos para una transformación total o condenarnos a limitaciones físicas y emocionales totales.

- **Dr. GREGG BRADEN** - un científico asombroso en constante búsqueda de nuestro verdadero significado y poder en este mundo.

- **MORRNAH NALAMAKU SIMEONA** y **Dr. HEW LEN** - exponentes y maestros de Ho'oponopono.

- **LOUISE HAY** - cuyo amor incondicional nos enseñó a ser más amables con nosotros mismos.

- **WAYNE DYER** sin cuyos libros no hubiésemos aprendido a apreciar cada parte de nosotros mismos.

- **MARIO CORONA** - cuya guía nos ayudó a comenzar este libro.

- **CRIS CAWLEY** - cuya paciencia, trabajo dedicado y cariño le dio vida a nuestro sueño de compartir todo este conocimiento contigo.

Descargo de responsabilidad

Este libro contiene las opiniones e ideas de sus autores. Su objetivo es proporcionar material útil e informativo sobre los temas tratados en la publicación. Se vende en el entendimiento de que el autor y el editor no se dedican a prestar asesoramiento médico, sanitario o de cualquier otro tipo ni servicios profesionales en el libro. El lector debe consultar a su propio profesional médico o sanitario competente antes de extraer conclusiones de cualquier cosa que figure en este libro y su contenido. Este libro tampoco pretende servir de base para ninguna decisión o recomendación sanitaria. Los autores y el editor declinan específicamente toda responsabilidad por cualquier obligación, pérdida, riesgo, personal o de otro tipo, en que se incurra como consecuencia, directa o indirecta, del uso y aplicación de cualquiera de los contenidos de este libro.

Prefacio

¡Felicitaciones! Estamos súper contentos de compartir este camino de transformación contigo. Si tienes el coraje y la voluntad de aplicar lo que aquí encontrarás podrás lograr lo siguiente:

CÓMO SANAR TU CUERPO

- Aprender formas sencillas de incrementar tu energía.
- Conocer el antiguo arte de sanar que es el Ayurveda.
- Descubrir las 5 fuerzas del Universo que dominan todo lo que existe.
- Cómo mejorar tu metabolismo de manera natural para rejuvenecer todo tu cuerpo.
- Cómo reconocer tu biotipo psicofísico (DOSHA) para poder implementar planes de equilibrio específicos para ti.
- Aprenderás ejercicios simples de respiración muy beneficiosos para tu salud.
- Cómo la actividad física afecta directamente tu salud integral.
- Beneficios increíbles de beber agua caliente.
- ¡Y cómo un simple hábito milenario puede hacer una gran diferencia en tu vida!

CÓMO SANAR TU MENTE

- Aprende a lidiar y domar a tus demonios internos.
- Cómo lograr coherencia cardíaca en menos de 5 minutos.

- Aprender a ser responsable y deshacerte de la culpa.
- Cómo identificar tus creencias limitantes arraigadas para poder modificarlas.
- Cómo aprender a perdonar a través de la filosofía HUNA y Ho'oponopono.
- Cómo ponerte en contacto con tu niño interior para poder sanarlo.
- Cómo encontrar tu verdadero "Por Qué" en la vida a través de un ejercicio simple.

CÓMO SANAR TU ESPÍRITU

- Conocer la verdadera forma de bendecir: el arte oculto para liberar tensiones y dolores del alma.
- Aprenderás técnicas simples y efectivas de meditar (te regalamos meditaciones guiadas para acompañarte).
- Descubrir tu verdadero Yo.
- Aprenderás a manifestar lo que deseas (Sankalpa: antigua técnica poderosa de visualización y manifestación).
- Cómo conectarte con tu intuición.
- Cómo unir cuerpo, mente y espíritu.
    … ¡Y mucho más!

Historias De Éxito

He aquí algunas historias de éxito de algunos de nuestros clientes en todo el mundo.

"Tanto Mariana como Pablo son dos personas que dedican su vida al estudio y a la búsqueda de herramientas que sirvan de apoyo a las personas. Con mucha pasión por lo que hacen, plena conciencia y compromiso con el otro. La curación desde el alma es posible y necesaria. Son para mí, una guía para los momentos difíciles". - **Cecilia Calafell**

"Mariana y Pablo son excelentes coaches. Su capacidad de enseñanza es sorprendente, clara, sencilla y muy profesional. Han logrado penetrar en el alma de quienes los escuchan con cada palabra y logran hacer cambios especiales en cada una. Lo que quizás muy pocos saben es que son personas increíbles y grandes amigos, a quienes nunca se olvidan". - **Silvia Federici**

"En un momento muy difícil de mi vida, tuve un aprendizaje que me ayudó a superar muchos obstáculos. Ejercicios de respiración y meditaciones guiadas me acompañan todos los días de mi vida. Gracias queridos maestros, Mariana y Pablo. Actualmente uso lo aprendido con cada paciente". - **Ingrid Nadir**

"Desde hace más de diez años, Mariana y Pablo, con profunda y delicada vocación, compromiso y alegría, han construido un camino por el bien mayor. Ya están en modo legado de sus vidas a las nuestras. Son investigadores constantes en busca de conocimientos para conectar con nuestra creación. Me

ayudan mucho a resolver situaciones que nos permitan transformarnos y aspirar a tener ese ansiado "cada día mejor" en nosotros mismos, para compartirlo y crecer, expandiendo la conciencia con el Ayurveda milenario a través de la alimentación, la meditación y sobre todo la veracidad. Siempre experimentando y supervisada con su transparencia. Con ganas de crecer juntos en este nuevo mundo. Muchas felicidades por el lanzamiento de su libro Transformación Total". - **Arminda Moscoso**

"Quiero dedicar estas palabras de agradecimiento a mis queridos maestros que me han encendido las linternas del amor. Mi viaje acompañado de Pablo y Mariana fue un despertar a la gratitud, la bondad y el amor. Mi tránsito de despertar espiritual fue tan maravilloso de la mano de estas maravillosas personas. El prisma de la vida hoy es otro, aunque he dado los pasos, acompañados de tanto amor en sus enseñanzas, han dejado una huella enorme en mi vida y en mi corazón. Porque después de que yo cambié, todo cambió. ¡Mi familia y yo los queremos mucho! Bendigo la existencia de mis queridos maestros". - **Elena Meza**

Conocí a Mariana y Pablo en 2016. Son excelentes profesores, muy profesionales, pero también cariñosos y cordiales. He aprendido mucho de ustedes. Los quiero mucho. ¡Gracias! – **Antonia Morel**

Conocí a Mariana y Pablo cuando participé en un programa de Ayurveda y realmente desde el principio entendí lo que había estado buscando durante mucho tiempo: las personas adecuadas para entender lo que estaba haciendo. Fueron y siguen siendo maestros increíbles. Con ellos, las explicaciones nunca faltaban tantas veces como fuera necesario. Agradezco todo lo que me enseñaron, lo he aplicado y lo sigo aplicando en mi rutina diaria al día de hoy.
– **Estela Tita**

Los conocí en 2015 y fue un gran descubrimiento. Mariana y Pablo son excelentes para transmitir los fundamentos del Ayurveda, el masaje ayurvédico y el REIKI. Son generosos con toda la información. Se revelan fácilmente. Doy gracias a la vida por poder cruzarme con ellos. Gracias, Mariana y Pablo. Namasté – **Francisco Miliarese**

Con Mariana y Pablo conocí el Ayurveda, la Ciencia de la Vida Feliz y descubrí los secretos del bienestar. Aprendí ética, ecuanimidad, valores, positivismo para resolver las dificultades, sabiendo que no estamos solos en este planeta y desarrollándonos desde nuestro interior hacia el exterior para modificar comportamientos arraigados en el pasado con buenos resultados en el presente y hacia el futuro con enseñanza en un marco de amor y respeto a todos los seres vivos. – **Jorge Pazos**

"He disfrutado mucho el programa. Mariana y Pablo son grandes Coaches. Excelente material y recursos; información concisa y precisa contenida en el curso, ¡gracias!" - **Pilar Yanez**

"¡Magnífico! Llevo mucho tiempo queriendo aprender estas artes ancestrales y el programa de Mariana y Pablo es maravilloso." - **Kevin Alejandro Torres Rodriguez**

"Mariana es muy didáctica y tiene una calidez y una claridad maravillosas. El programa habla profundamente del lugar en el que me encuentro en mi vida, práctica y espiritualmente, y siento firmemente que este es el camino correcto que me permite avanzar en mi camino espiritual y de sanación." - **Sarah-Jane Franklin**

"¡Me gustó mucho el programa de Ayurveda! Es muy interesante. Además, Mariana y Pablo transmiten tranquilidad, paz y armonía" - **Ana Bailles Isart**

"Este programa de Transformación Total me ayudó a refrescarme y a poner en práctica los pasos necesarios para estar centrada y tranquila!!!" - **Lina Yanet Ferrer Taboada**

"¡Excelente programa sobre manejo del estrés!" - **Hector Luna**

"Hace tiempo que quería aprender más sobre Ayurveda. Gracias a Dios encontré este programa. Me conozco mejor según los Doshas y lo que implican. Agradezco esta oportunidad que han creado Mariana y Pablo para mejorar mi calidad de vida." - **Viviana Rolon**

"Todo lo que he aprendido en este programa es increíble. Agradezco a los Mentores Mariana y Pablo por poder hacer esto realidad." - **Tania de la Cruz**

"Este programa es una hermosa sinfonía de tradición, cultura y principios universales." - **Dimitri Snowden**

"Hay un antes y un después en mi vida después de terminar este programa." - **Sandra Guerra Aguirre**

"¡Fantástico! El programa de Ayurveda más intensivo y profundo que he visto." - **Vanessa De Jesus**

"La experiencia con este programa fue verdaderamente enriquecedora. Me permitió adquirir muchos más conocimientos de los que había imaginado y ya los he puesto en práctica. ¡Me siento increíble! Gracias, gracias, gracias." - **Paola Montarzino**

"¡Gracias por los mensajes realmente positivos en este curso! ¡Son realmente maravillosos de escuchar!" - **Emma Frank**

"El programa de Mariana y Pablo es muy completo, muy ameno a la hora de estudiarlo, super bien explicado. Estoy encantado con los Coaches. ¡Gracias!" - **Luján Meram**

"Increíble explicación, brillante. Este programa es la mejor manera que he encontrado para entender el crecimiento humano. ¡Gracias!" - **Maria Ines Cuadra**

"Es muy informativo y el programa más profundo que he hecho sobre Ho'oponopono. He tomado el curso de Joe Vitale. Definitivamente preferí éste. Lo que más me gusta es que los instructores realmente se preocupan por las personas y quieren lo mejor para todos. Mariana y Pablo realmente hacen todo lo posible para brindar información que cambia la vida. Una vez más, gran programa y ALOHA!" - **Tasha Danvers**

"Excelente programa de Meditación. Claro, directo y al grano. ¡Las meditaciones son hermosas y sientes que la vibración cambia de inmediato!" - **María Belén Benavente**

"¡Este programa cambia la vida y se lo recomiendo a todos!" - **Courtney Grace**

"Todo lo que siempre quise saber sobre Ho'oponopono." - **Rian Pelati**

"Me encantó la dinámica y la forma cariñosa y sencilla en que Pablo y Mariana explicaron cada uno de los conceptos. Me ayudaron a conocerme a mí mismo y entender cómo volver al equilibrio. Ya he comenzado lentamente a hacer cambios en mi vida. ¡Gracias por compartir su conocimiento!" - **Pat Luna**

"Este programa llegó exactamente cuando más lo necesitaba. ¡Simplemente se siente perfecto! ¡Lo recomiendo encarecidamente!" - **Nardus Grobler**

"Me encantó la voz y la presencia de los entrenadores. Infinitas gracias por vuestro cariño y disponibilidad." - **Silvia Montalvo Colorado**

"Realmente me ENCANTÓ este programa de Ayurveda!" - **Hala Ashrf**

"¡Este programa es fantástico! Es muy detallado y profundo y Mariana tiene una voz hermosa que realmente toca mi alma. Cada vez que la escucho hablar, mi niño interior se nutre." - **Argyro Maria Veniou**

"Me encantó el programa. me ha brindado mucho. He tomado nota de todo lo que me resonaba para aplicarlo en mi día a día. Gracias Mariana y Pablo. ¡Son geniales!" - **Maria Lado**

"Me encantó el programa. Los instructores son muy agradables; Me encanta su buen humor. La información es completa y muy interesante. Seguiré aplicando lo aprendido en mi día a día. Muchas gracias por todo." - **Lorena Delgado González**

"Me gustó mucho este programa. Lo más importante es saber la razón por la que estudiamos algo. Lo que me llevó a elegir este programa es que buscaba paz emocional. Durante el programa comencé a usar lo que había aprendido para mi vida cotidiana. En los momentos que tenía ganas de enfadarme, recordaba lo aprendido y me hacía bajar la intensidad de mi emoción, trasladándola al área de mi responsabilidad y luego poco a poco iba encontrando la estabilidad que buscaba. ¡Muy recomendable!" - **Sergio Guerrero**

"¡Este programa llegó en el momento justo y es fantástico!" - **Natalia Willey**

"Qué programa tan increíble... ¡Muchas gracias por traernos luz!" - **Dilani S.**

"Mariana y Pablo tienen una increíble energía y ayudan a que el programa sea espectacular. Cada una de las lecciones fue perfecta, tal como tenía que ser para mi momento. ¡Muchas gracias!" - **Andrea Valín Fontão**

"¡Qué programa tan hermoso! Disfruté cada minuto." - **Susan MacKay**

"¡Este es un curso fabuloso! Me ha encantado lo que he aprendido. Lo explican muy claro. ¡Estoy tan contenta de haberme registrado!" - **Karla Ochoa**

"Soy una terapeuta de masaje que actualmente trabaja con el dolor de perder a un ser querido por suicidio. Encontré que este curso sería muy útil en futuras interacciones con clientes y me ayudó a superar esa tremenda pérdida. Muchas gracias por esta nueva herramienta encontrada. Agradeciendo todo el tiempo y el esfuerzo que se dedicó a esto." - **Emily M.**

"Mariana y Pablo, Muchas gracias por tan fantástico programa. Creo que me enamoré de la voz de Mariana :) Era relajante y me hizo esperar con ansias cada lección. Espero practicar las técnicas diariamente y traer algunos cambios en mi vida. Me encanta la forma en que se llevó a cabo el programa; fue sencillo, fácil de seguir y hecho con mucho amor y cariño. Gracias por esta increíble oportunidad de aprender una de las verdades clave de la vida. Mucho amor." - **Piyali Ghosh**

"Me encantaron las explicaciones. Estoy trabajando en el crecimiento personal y el perdón. Cuando leí por primera vez sobre Ho'oponopono no pude encontrar mucho sobre el tema. Tan pronto como comencé a trabajar en mí mismo. Ahí estaba!!!! Compré Zero Limits y me detuve a más de la mitad. Estaba tan confundido. El tuyo fue mucho mejor. ¡Lo recomiendo completamente! -**Bobbie Reihe**

"Este programa superó mis expectativas. ¡Excelente!" - **Lidia V.**

"¡Me encantó el programa! Estoy empezando a aplicar lo que he aprendido y estoy empezando a sentir los cambios. ¡Gracias!" - **Fred Urrutia**

"¡Mariana y Pablo son grandes maestros! Este programa es dinámico, profundo y muy útil." - **Pablo Kaswalder**

*"Me parece un programa de lo más necesario en la vida de cada persona. Muchas veces no recordamos que tenemos que nutrir nuestra alma como nutrimos nuestro cuerpo y lo descargamos de la basura y restos que tanto nosotros como nuestros antepasados nos han dejado. Con mucho amor y sin

culpa. ¡Gracias, gracias, gracias, gracias, por compartir este conocimiento, Mariana y Pablo!" - **Dolores Hernández**

"Mucha información útil. ¡Recomiendo totalmente este programa a cualquier persona interesada en aprender a tener una vida mejor! Los instructores son excelentes y, como profesionales, incluyen información práctica importante que hace que el proceso de aprendizaje sea más fácil y accesible. Estoy muy feliz de haber invertido en este programa." - **Dayamí Velázquez**

"Mariana y Pablo son personas muy preparadas y tienen el conocimiento para poder transmitirlo." - **Jose Jimenez**

"Me ha fascinado este programa. No me arrepiento para nada de confiar en Pablo y Mariana. Les agradezco mucho esta valiosa información y esta enseñanza. Me ha permitido conocerme mejor y saber qué me conviene y cómo llevar una vida equilibrada y saludable. ¡Muy feliz!" - **Zaira Salazar Castro**

"Disfruté mucho el programa de Mariana y Pablo. Definitivamente continuaré con la práctica :) ¡Gracias Mariana y Pablo! Los amo a ambos." - **Andrea Horn**

"¡Este programa es genial, y muy profundo! ¡Me gusta mucho!" - **Victoria Schnare**

"Me encanta este programa y el cariño que transmiten Mariana y Pablo en cada clase. Se nota el esfuerzo y la dedicación en cada detalle. Pondré en práctica todo lo que estoy aprendiendo y así mejoraré mi vida. Felicidades por tu trabajo y energía positiva ☺." - **Belén Valencia**

"Me encantó este curso. Todos los contenidos están bien explicados y con mucho cariño." - **Fatima Rojas**

"¡Fue un programa increíble! Aprendí mucho y disfruté cada minuto. Muy recomendable." - **Orli Degani**

"¡Me encanta este programa! Estoy aprendiendo mucho. Muchas gracias Pablo y Mariana por su dedicación y cariño. Súper genios!!!" - **Irene Chi**

"Es un programa maravilloso. Los profesores explican muy bien cada una de las lecciones y todo muy claro. Lo recomiendo 100%." - **Ramiro Monge**

Tabla de Contenido

Agradecimientos .... *ix*
Descargo de responsabilidad .... *xi*
Prefacio .... *xiii*
Historias De Éxito .... *xv*

Introducción 1

Parte 1: Cuerpo 5
    Capítulo 1 7
    Capítulo 2 19
    Capítulo 3 31

Parte 2: Mente 41
    Capítulo 4 43
    Capítulo 5 53
    Capítulo 6 63

Parte 3: Espíritu 79
    Capítulo 7 81
    Capítulo 8 95
    Capítulo 9 105

Conclusión 127

Introducción

"La salud es un estado de completa armonía del cuerpo, la mente y el espíritu. Cuando uno está libre de discapacidades físicas y distracciones mentales, las puertas del alma se abren."
B. K. S. Iyengar

No importa si estás sano, enfermo, solo o en pareja; si meditas o no meditas o si has intentado cambiar tu vida o nunca lo has hecho. Este libro te va a ayudar; te dará el mapa de ruta hacia tu verdadero ser y hacia tu sanación. Este es un camino interior de autodescubrimiento y entendimiento para que cada día, palabra a palabra, comiences a comprender un poco más sobre ti mismo, ti misma, y logres conectarte con ese espacio de paz, de sabiduría y de curación que habita en ti.

Somos Mariana y Pablo, *coaches* en salud y sanación natural a través de distintas disciplinas de vida. Hemos estudiado el antiguo arte de la vida, que es **Ayurveda**, una forma natural de conectar con el cuerpo y la salud; **Ho'oponopono** una profunda técnica de sanación a través del perdón y el descubrimiento interior; **Reiki**, **Meditación**, entre otras.

Durante los últimos doce años hemos estado impartiendo cursos, programas, talleres y seminarios enfocados en la salud y la sanación interior. Somos coautores del Best Seller *"Tu También Puedes Sanar"* y creadores de

Algo Alternativo y *Medicina Ayurvédica*, dos programas dedicados a formas alternativas y complementarias de llevar una vida sana y equilibrada.

¿POR QUÉ?

¿Por qué escribimos este libro? ¿Por qué escribimos **Transformación Total**?

En un mundo donde todo es parcial, todo es rápido, inmediato, donde la mayoría de las soluciones son parciales. Necesitamos una solución total, una transformación total, tanto cuerpo, mente y espíritu. Todos necesitamos una herramienta, un blueprint, un framework, un mapa de ruta para transformar nuestras vidas; no solo de forma fragmentada, sino completa, porque no somos personas aisladas ni somos pedazos unidos, sino que somos un todo.

Todos los sistemas de nuestro cuerpo y todas las partes de nuestra vida están unidas de manera holística y completa. Todo nuestro ser funciona de manera organizada y sincrónica a la perfección. Al dividirlo, nos enfermamos, porque estamos en desequilibrio y en desarmonía. La frase *'divide et impera'*, divide y conquistarás, ejemplifica esto que queremos compartir contigo.

Con este libro no queremos dividir nada, sino *unir*, aunar todas las partes de tu ser. Al unificar todas nuestras partes logramos sanar de verdad, en profundidad y de manera total.

La única verdadera conquista es la de nuestros temores, dudas, ansiedades y puntos débiles. Llevando amor, entendimiento y conciencia a cada rincón de nosotros, para así reconocerlos e integrarlos en lo que somos: seres completos, únicos y perfectos.

En este libro verás que la mayoría de las veces los textos están escritos en primera persona del plural: nosotros.

¿Por qué? Porque lo hemos escrito en conjunto. Muchas de las experiencias que aquí conocerás las hemos vivido juntos, pero notarás también que en algunos momentos vas a encontrar que hay textos escritos en primera persona del singular. Esto se debe a que vamos a contarte historias o experiencias que hemos vivido de manera individual. Cuando la historia lo amerite, encontrarás espacios dedicados exclusivamente a las historias de Pablo e historias de Mariana, donde te compartiremos experiencias reales nuestras, de familia y de alumnos, que te ayudarán a comprender mejor los contenidos que desarrollamos.

También te daremos ejercicios prácticos para que comiences a aplicar en tu día a día, porque el conocimiento, si no se aplica, no sirve del todo, no transforma y nuestra promesa con este libro y con todo lo que vamos a compartir aquí es *transformar tu vida*.

No importa lo que te hayan dicho o creas, **te mereces la mejor vida** del universo.

Te mereces lo mejor, siempre.

Desde chicos hemos escuchado una frase que hoy hemos reinventado: cuando saludabas a algún vecino con un afectuoso "*¡Que tengas un buen día mañana!*" la respuesta era siempre la misma. "*Si Dios quiere*". Esta frase siempre nos impactó.

¿Por qué Dios no querría que tuvieras un buen día mañana? ¿Por qué el universo querría que sufrieras o enfermaras?

Tanto Dios como el universo, o la fuerza creadora (o como lo quieras llamar), anhela que seas feliz y que vivas con toda la abundancia y prosperidad que mereces. Y de esta manera, lograr tu misión en la vida por la que has sido creado y traído a este mundo.

Entonces, cuando te encuentres en situaciones de estrés, de crisis y hasta de enfermedad, hazte esta pregunta: ¿Qué desea enseñarme la vida? ¿De qué manera puedo trascender esto para poder ser feliz?

Vamos a volver a decírtelo: **te mereces la mejor vida del universo, te mereces ser feliz en cada instante de tu vida.**

Si eres una de esas personas, como nosotros, que está en busca de algo más: mejores relaciones, ya sea familiares, personales y laborales; una mejor percepción de tu situación financiera y abundancia tanto material como espiritual; tener mayores niveles de energía, sentirte más saludable e ir menos al médico; tener un cuerpo sano y saludable y lograr conectarte con tu mundo espiritual, logrando una comunión con tu verdadero ser, tu intuición y fuerza creadora... ¡Entonces, este libro es para ti!

En pocas palabras: **si quieres transformar tu vida; este libro fue escrito para ti.**

Las tres partes de este libro te conectan con tu totalidad, con tu cuerpo, con tu mente y tus emociones y también con tu parte espiritual. Cada capítulo de este libro te va a guiar a lograr aquello que deseas transformar en tu vida; tiene información para conectarte con un espacio de tu ser, para que descubras que sos un ser completo y perfecto y que todos tenemos cosas por aprender.

Te guiaremos para descubrir las llaves que abren las puertas de tu transformación personal.

Aquí va una gran idea: te recomendamos tener **un cuaderno o un anotador** donde puedes realizar los ejercicios que te propondremos a lo largo de estas páginas de forma profunda y consciente.

En cada capítulo abordaremos conocimientos universales para la sanación profunda y total de tu cuerpo, tu mente y tu espíritu, y te compartiremos historias que te ayudarán a comprender mejor la forma práctica de aplicar toda la información que te compartimos.

Te damos la bienvenida a **tu transformación total**.

Parte 1: Cuerpo

Capítulo 1

"Transforma tu cuerpo entero en visión, hazte mirada."
Rumi

Hoy comienzas una nueva vida. Queremos que sepas que este libro fue escrito con mucho amor y con el deseo de que seas próspero, saludable y feliz. Así que prepárate para dar el salto cuántico que estabas buscando para lograr todo lo que te propongas.

Para lograr cambios en nuestra vida, debemos primero saber dónde nos encontramos.

Conocer el punto de partida te permite poder prepararte mejor para el cambio que deseas alcanzar. **Y todo cambio primero comienza dentro**. Porque luego se manifiesta afuera. Así que comenzamos con una pregunta: *¿Qué es lo que deseas transformar?*

Mientras vas pensando en la respuesta a esta pregunta, te vamos a presentar uno de los grandes secretos que abre la puerta al autodescubrimiento: **Ayurveda**.

Nuestro cuerpo es el templo del alma. ¿Qué significa esto? Significa que nosotros somos seres completos y que cada parte de nuestro ser es igual de importante. Muchas veces se toma como más importante el alma, o las emociones, o los pensamientos, o nuestra memoria o nuestra parte intelectual, y dejamos de lado nuestro cuerpo.

Por eso comenzamos con esta frase "El templo del alma".

Nuestro cuerpo es un templo y como tal merece ser respetado. Merece ser cuidado y merece ser tratado con todo el amor que tienes. Nuestro cuerpo posee ciertas características y cada uno de nosotros está hecho con los mismos ingredientes, pero en distintas proporciones. Por eso cada uno de nosotros es único e irrepetible.

El Cuerpo es el Templo del Alma.

¿Cuánta importancia le das a tu cuerpo el día de hoy? ¿Cuánto tiempo dedicas durante el día o durante la semana para cuidar de tu cuerpo? ¿Y qué pensás que es cuidar de tu cuerpo? Mucha gente cree que cuidar el cuerpo es enfocarse en el ejercicio físico o enfocarse en el descanso o enfocarse únicamente en la alimentación. En realidad, el cuerpo es un compendio de muchos hábitos diarios. La alimentación es uno de los más importantes.

Para el Ayurveda, la medicina más antigua que existe, que nació en la India hace más de cinco mil años, **alimento es todo lo que ingresa por los sentidos**. Es decir, que nuestro cuerpo se alimenta de lo que oye, de lo que ve, de lo que siente, de lo que huele.

Todas las experiencias que nos rodean son parte de nuestro alimento cotidiano.

Esto quiere decir que nos estamos alimentando constantemente de las cosas que vemos, que experimentamos y de la compañía de las personas con las que compartimos nuestro día a día, no solamente del alimento que nos llevamos a la boca.

Nuestro cuerpo toma todo como alimento para poder sobrevivir y también para nutrirse de experiencias, para poder evolucionar y para mantenerse en un estado de transformación constante.

"Alimento es todo lo que ingresa por los sentidos".
- **Proverbio Ayurveda**

Este proverbio Ayurveda cambia totalmente la perspectiva que teníamos de la alimentación. ¿No crees? Partiendo desde este principio, debemos considerar cómo comemos. Quizás lleves una dieta bastante sana y equilibrada, pero ¿cómo es el lugar donde sueles comer? ¿Es luminoso, tranquilo y pacífico? ¿Qué sueles hacer mientras comes? ¿Ves o escuchas algo? ¿Tienes compañía?

Quizás suene exagerado, pero para Ayurveda cada uno de nosotros es un Todo. No somos partes separadas. Y percibimos la realidad a través de nuestros cinco sentidos que no podemos apagar, sino que absorben todo lo que perciben y sienten del mundo exterior. Cada cosa que absorbe se convierte en parte de nosotros, en alimento.

Así que tener una alimentación consciente no solo implica tener un mayor entendimiento de los alimentos que consumimos, sino empezar a tomar noción de todo lo que nos rodea al comer, las cosas que escuchamos, las cosas que vemos, las cosas que están a nuestro alrededor y el momento del día.

Así que ahora preguntamos: *¿Cómo es tu alimentación?*

Hace un tiempo, uno de nuestros alumnos, Norberto, de 47 años, nos hizo un comentario respecto de la alimentación. Durante uno de nuestros seminarios nos contó lo siguiente:

"Yo entiendo que es más saludable comer bien, pero les quiero preguntar: cuando me junto con amigos, de vez en cuando comemos lechón y tomamos alcohol y me siento muy bien, no tengo ninguna molestia estomacal ni acidez. Pero cuando como con mi mujer una ensaladita o algo sano, me siento hinchado y molesto. ¿Qué pasa ahí?"

¿Qué pasa con tu mujer? Preguntamos.

Todos se rieron. Pero luego del momento gracioso, explicamos lo que vamos a compartirte ahora.

Este es el gran secreto del Ayurveda: **Todo es alimento**. Por eso, una de las máximas de la alimentación Ayurveda es no comer cuando estamos enojados o tristes, ni mucho menos cocinar en estos estados, porque **nuestra vibración impacta y afecta todo lo que está cerca**.

Y un gran axioma Ayurvédico dice: "*es preferible comer un alimento inadecuado con la actitud adecuada, que un alimento adecuado, con la actitud inadecuada*"

Nuestro alimento es todo lo que pensamos y lo que sentimos. Por eso para Ayurveda la alimentación es un ritual de nutrición donde tomamos nueva energía y dejamos ir aquella que está estancada o que ya no nos sirve.

Es preferible comer un alimento inadecuado con la actitud adecuada, que un alimento adecuado, con la actitud inadecuada"

En este libro no vamos a profundizar demasiado en el Ayurveda porque nos llevaría varios tomos, pero sí queremos darte una pequeña síntesis de todo lo que venimos aplicando e impartiendo en nuestros programas.

Lo profundo de esta medicina es que trata a la persona, al paciente, como algo completo, cuerpo, mente y espíritu. Y en el caso del cuerpo, debemos nutrirlo, bendecirlo, darle el mejor alimento. Debemos brindarle el mejor cuidado para que pueda desarrollarse en plenitud y en su totalidad.

Esta medicina considera lo siguiente: **salud no es ausencia de enfermedad**, sino que es un *estado de plenitud y de felicidad*, donde uno puede desarrollar todos sus dones, talentos y cualidades en la máxima expresión.

Y si extendemos un poco más la definición: El equilibrio de nuestras energías, digestión y el metabolismo, el funcionamiento y la estructura equilibrada de nuestros tejidos, el equilibrio de las evacuaciones, funciones sensoriales plenas, una psique radiante y un yo satisfecho, esto es salud.

La salud es un estado de plenitud y felicidad.

Un antiguo axioma dice que *Ayurveda ha nacido para que los seres humanos podamos descubrir nuestra realidad interna*. Es decir, que la conexión que tenemos con nuestra propia salud, en un estado de plenitud, es la forma clave en la que vamos a poder descubrir quiénes somos verdaderamente.

Al sacar a la luz todo nuestro mayor potencial, podremos vivir en dicha, siendo lo que vinimos a ser en esta vida, acompañados de un cuerpo sano, una mente equilibrada y un espíritu pleno.

Ayurveda nos permite conocer quiénes somos de verdad, cómo actúan nuestras energías en nuestro cuerpo y de qué manera podemos encontrar un equilibrio y un balance natural que nos mantenga en un estado de felicidad. También nos permite entender que los desequilibrios son parte de la vida y que son experiencias de aprendizajes a través de las cuales vamos descubriendo quiénes somos. ¿Para qué? Para poder **autogestionar nuestra salud**, para poder conectarnos de forma natural con aquello que nuestro cuerpo, nuestra mente y nuestro espíritu está necesitando.

Ayurveda ha nacido para que los seres humanos podamos descubrir nuestra realidad interna

Vamos a compartirte una historia personal a modo de ejemplo, para que puedas comprender qué fácil es encontrar el equilibrio y el balance, una vez que uno tiene los conocimientos adecuados.

Historia de Mariana

Estaba terminando mis estudios universitarios cuando conocí Ayurveda y me di cuenta de que mi vida estaba llena de desequilibrios.

Además de las horas de estudio, tenía tres trabajos dando clases de inglés en jardín de infantes, primaria y para adultos, en empresas.

Estaba pasada de estrés, pero no me daba cuenta. Me costaba muchísimo poder digerir la comida. Tenía muy pocas horas de sueño y el sueño nunca era un descanso completo. También me costaba poder concentrarme en la universidad. Padecía de migrañas muy fuertes casi todas las semanas y tomaba analgésicos para tratar de reducirlas, pero no tenía éxito. Y lo más importante y lo que más me dolía eran los conflictos familiares: me costaba poder tener una buena relación con mi familia y con mi pareja porque estaba increíblemente agotada y no entendía por qué.

¿Por qué me sentía tan mal si estaba haciendo todas las cosas que amaba? Amaba mi trabajo, amaba estar con mis alumnos, amaba estar en la universidad estudiando.

Pero, a pesar de todo el amor que ponía en cada cosa que hacía, no era suficiente para poder combatir mi estrés y mi angustia diaria.

Tardé mucho tiempo en darme cuenta de que todo mi malestar no era otra cosa que el estrés de la sobreexigencia que tenía. Tardé casi tres años en convertir el estrés en fortaleza. Aunque finalmente lo logré.

Nadie desea cambiar. Cuando estamos haciendo algo que nos gusta y encontramos obstáculos, solemos pensar: "Ok, yo puedo con esto". Y cuando los obstáculos se acumulan, cuando el estrés negativo comienza a cubrir cada rincón de nuestra vida, seguimos pensando: "Ok, creo que puedo con todo".

> *Pero no es verdad. No es así.*
>
> *No podemos con todo. Y es más sano aceptar que no podemos seguir sufriendo que continuar soportando una situación que nos daña y nos lastima. ¿Por qué?*
>
> *Porque nos pesa más lo que piense de nosotros el mundo exterior que hacernos cargo del grito de nuestro mundo interior.*
>
> *A mí me costó entender que tenía que hacer cambios en mi vida, pero por suerte los cambios siguiendo los principios de la Ayurveda fueron muy sencillos. Fueron pequeñas cosas que fui adaptando de mi rutina diaria y que hoy en día las sigo repitiendo y las sigo respetando. Mi vida cambió contundentemente. Pude empezar a dormir mejor, empecé a disfrutar más de la comida, empecé a acomodar horarios en mi día para poder empezar a disfrutar más de la compañía de mi familia.*
>
> *Empecé a sentirme con mejor humor durante el trabajo, a tener una mejor relación con mis compañeros y todo se fue dando de manera natural.*

Quizás alguna vez te haya pasado, como Mariana, que llegas a un punto tal de estrés, que sientes que toda tu vida está desacomodada. O quizás te esté pasando en este momento. Lo importante y lo que queremos compartirte es que hay una solución fácil y sencilla pero a la vez muy profunda de darle a tu cuerpo el equilibrio y la salud que necesita.

Es indispensable conectarnos con el auto-conocimiento, porque a través de él uno descubre qué es lo que cada persona necesita. En el caso de Mariana, se dio cuenta de que con mucha energía de movimiento más movimiento la estaba desequilibrando.

Un principio védico dice: *"lo semejante incrementa lo semejante y lo opuesto lo equilibra"*. A través de este conocimiento nos vamos a dar cuenta qué necesitamos para traer equilibrio y balance a nuestra vida. Y esto se refleja en una salud integral, salud tanto del cuerpo como de la mente y el espíritu.

El cuerpo es la primera puerta, la primera barrera que suele ser afectada por cualquier estrés externo. Por eso, en el caso de Mariana, una persona muy creativa, muy mental, con mucha energía de pensamiento, con mucha energía de habla y de comunicación, el movimiento le estaba perjudicando.

Más adelante te explicaremos en qué consisten las distintas energías de las que habla el Ayurveda; pero es clave que comprendas que es muy sencillo volver al equilibrio. Simplemente, necesitamos poder entender cómo funcionan nuestras energías, cómo funcionas tú, cómo funciona tu cuerpo.

A menudo nos acostumbramos al padecimiento y esto es lo que no queremos para ti. No queremos que te acostumbres al sufrimiento, que te acostumbres a un estrés constante. La vida es mucho más que eso. Y sobre todo, este templo que es tu cuerpo, merece que estés plenamente disfrutando de cada cosa que estás haciendo, porque cada experiencia es una nueva oportunidad de aprendizaje, de aprender quién eres. Es importante recordar que vinimos a esta vida para disfrutarla, no para padecerla.

En Ayurveda, todo se da de forma natural. Para esta medicina, la vida es gradual, tolerante y amorosa. De la misma manera en que deberíamos ser con nosotros mismos y sobre todo con nuestro propio cuerpo.

Frecuentemente nos enojamos porque descubrimos que el cuerpo falla, cuando en realidad no nos damos cuenta de que el cuerpo da mensajes, nos avisa cuando hay algo que no está funcionando del todo correctamente. Y, sin embargo, en vez de escucharlo, comúnmente tapamos esos mensajes y esperamos a que algo se rompa o duela para poder ir al médico o para poder enfocarnos en nuestra salud. No es lo que te proponemos.

Tienes un cuerpo perfecto aquí y ahora. En este momento, ¿cuánta atención y respeto le estás dando a este templo que te pertenece?

Ayurveda nos permite enfocarnos de forma amorosa en nuestra salud, pero no solo cuando la salud falla, no solo cuando hay un desequilibrio, sino cada día de nuestra vida.

En el caso de Mariana, ella aprendió a quererse y a amar su cuerpo y a darle aquello que necesitaba. Pero primero, entendiendo cómo funciona, qué es lo que estaba necesitando y cuáles eran sus "talones de Aquiles", sus indicadores de desequilibrio.

Es vital poder conocernos para poder entender qué cosas debemos incorporar en nuestra rutina diaria que nos trae y nos aporta salud.

Te compartiremos ahora un ejercicio muy sencillo, pero que es muy beneficioso. Es un **pranayama**. Un pranayama (*prana*: energía / *ayama*: control) es un ejercicio que nos permite recuperar el control de nuestra energía vital a través de la respiración. Este ejercicio consiste en lograr una respiración cuadrada. Se le llama cuadrada porque se van a hacer en cuatro tiempos.

Esta respiración la puedes realizar aunque nunca hayas hecho algún ejercicio de pranayama. Existe una infinidad de pranayamas, pero éste es uno de los más accesibles para comenzar a implementar.

¿QUÉ GANAS AL HACERLO?

Este pranayama te permite calmar y regular el sistema nervioso autónomo -SNA-, que regula las funciones corporales involuntarias como la temperatura, el ritmo cardíaco, ensanchamiento de vasos sanguíneos, entre otras cosas.

Este simple ejercicio puede ayudarte a reducir la presión arterial, generando una sensación de calma casi inmediata. Además, al retener lentamente la respiración logras que el dióxido de carbono -CO_2-, se acumule en la sangre. Un aumento de CO2 en sangre mejora la respuesta cardioinhibitoria del nervio vago cuando exhalas y estimula tu sistema parasimpático. Esto produce una sensación de calma y relajación en tu mente y tu cuerpo.

Y, como si fuera poco, también te ayuda a reducir el estrés y mejorar tu estado de ánimo. Es ideal para desequilibrios como trastorno de ansiedad generalizada, ataques de pánico, trastorno de estrés postraumático -TEPT-, y la depresión. Si sufres de insomnio también te recomendamos realizar este ejercicio, ya que al calmar el sistema nervioso antes de dormir, logras la relajación adecuada para un buen descanso.

EJERCICIO 1

Inhala por la nariz en cuatro tiempos (contando hasta 4), retén el aire en cuatro tiempos, exhala en cuatro tiempos y vuelve a retener el aire durante cuatro tiempos. Repite este proceso el tiempo que desees.

Este tipo de respiración lo puedes hacer en cualquier momento del día y lo puedes hacer incluso cuando estás en tu trabajo. Simplemente, tómate unos minutos para relajarte.

Esta respiración nos permite volver a llevar nuestra atención hacia nuestra respiración y tomar conciencia del aire que entra y del aire que sale, y de la forma en que nuestro cuerpo se expande para tomar aire y se contrae al soltarlo.

"El alma vive en la respiración"
- Buda

La respiración es la clave para volvernos al momento presente, pero también para controlar nuestras emociones. Cuando tengas un momento de estrés, de enojo, de irritación o frustración, utiliza este ejercicio de la respiración cuadrada para volverte al momento presente, para devolverte la coherencia a este momento presente y para enraizar en este momento donde todas las soluciones están aquí para ti.

LINK EJERCICIO 1:

https://www.marianaypablo.com/respiracion-cuadrada

Vamos a compartirte otro ejercicio. Este ejercicio es muy interesante y muy especial, porque es un ejercicio que recomienda el Dr. Bruce Lipton, experto en Biología Celular.

El Dr. Lipton ha realizado estudios y ha escrito un gran libro llamado "*La Biología de La Creencia*", entre otros, donde explica cómo nuestras creencias y nuestros pensamientos afectan nuestro cuerpo. Según Lipton, todo lo que crees ha generado y ha manifestado el cuerpo que hoy tienes.

Este ejercicio es sencillo y práctico, sirve para devolvernos la coherencia y el equilibrio entre ambos hemisferios corporales.

EJERCICIO 2

Siéntate de forma cómoda y, en lo posible, con los pies descalzos. Cruza un tobillo sobre el otro y luego cruza los brazos. Mantén la posición de los brazos cruzados con los tobillos cruzados y simplemente respira de forma profunda en esta postura.

De esta manera, al cruzar nuestros brazos, lo que hacemos es llevar toda la atención a la unificación de nuestros hemisferios cerebrales. Esto te va a permitir devolver la coherencia y el equilibrio mental.

Muchas veces pensamos o reaccionamos utilizando más la capacidad de un hemisferio cerebral que del otro.

Con este ejercicio logramos devolvernos el equilibrio para darnos una mayor coherencia y una mayor conexión con nuestro ser de forma total y no fragmentada o dividida.

Puedes realizar este ejercicio varias veces en el día.

LINK 2:

https://www.marianaypablo.com/equilibrio-hemisferios-cerebrales

Capítulo 2

"El cuerpo humano es el carruaje; el Yo, la persona que lo conduce; el pensamiento son las riendas, y los sentimientos, los caballos."
Platón

Queremos comenzar este capítulo contándoles una historia.

La historia de Pablo

El tétrico Dr. V.

Alrededor de mis veintiún años había realizado un chequeo general, como todos los años, un estudio de sangre, estudio de orina y aprovechando que a una cuadra de mi casa tenía un médico conocido por mi familia, le llevé los resultados. Apenas ingresé, me recibió una persona alta, sin cabellera, con una voz bastante oscura y me dijo:"Bienvenido", de una fría y muy protocolar. Revisó los estudios y acotó: "los estudios están bien, consérvelos para cuando esté todo mal". Siguió revisando y al cabo de unos momentos me "regaló" una frase que quedó grabada para siempre en mi mente: "usted debe saber que la vida es una larga y dura carrera hacia la muerte".

Cuando escuché esas frías, tristes y casi perversas palabras, quedé anonadado. Lo saludé, lo despedí y dije: "esto no puede ser la vida, la vida tiene que ir por otro lado". Y gracias a este pronóstico tan nefasto me puse en la búsqueda de algo alternativo y ahí es donde descubrí esta maravillosa medicina que es el Ayurveda.

Tu vida no es una carrera hacia la muerte. Tu vida no es un camino hacia el dolor, el sufrimiento y eventualmente la muerte. Tu vida es mucho más que eso. Eso ni siquiera necesita formar la mayor parte de tu vida, porque tu vida es mucho más de lo que te imaginas.

¿Y por qué comenzamos con esta historia? Porque gracias a la terrible experiencia de Pablo, él pudo conocer Ayurveda, pero en tu caso, no necesitas pasar por un momento traumático para aprovechar todos los beneficios de esta maravillosa medicina.

A continuación te compartiremos algunos pilares del Ayurveda para que puedas ir aplicando en tu vida.

Las cinco fuerzas del universo

Esta teoría Ayurvédica que se llama "los cinco elementos de la naturaleza", es un pilar fundamental del cual luego se van creando las siguientes teorías y principios y que está relacionado con la creación del universo.

El universo material está creado a través de cinco fuerzas elementales - o cinco elementos - que van desde el más sutil hasta el más denso. Esto quiere decir que todo lo que existe en el universo material, todo lo que puedes ver y tocar en tu vida, está creado gracias a la conjunción de estas cinco fuerzas y son: el **éter, el aire, el fuego, el agua y la tierra.**

Todo lo que podemos ver y tocar está compuesto de estas cinco fuerzas. Solo que hay algunas que tienen más proporción que otras. Por ejemplo, un árbol va a tener mucha más proporción de la energía de la tierra y del agua que del éter y del aire. Pero todas las cosas que existen siempre van a estar creadas a través de estos cinco elementos. Esta teoría nos da la pauta de que todos estamos creados con los mismos ingredientes.

Pero lo que nos diferencia entre unos y otros es la proporción en la que estos elementos están conjugados. En otras palabras, todos estamos hechos de la misma materia, pero nuestra esencia es única e irrepetible.

Hay una frase que queremos regalarte: '**Tú eres el compendio del universo**'. Viene a colación con una frase de Rumi que indica: '**No eres una gota del océano, sino que eres el océano entero en una gota**'.

Esta frase se acopla a este principio de Ayurveda porque muchas veces pensamos que el universo es algo externo, que la naturaleza es algo por fuera de nosotros y en realidad cada uno de nosotros es una parte inherente de la naturaleza. Somos una parte que no puede ser separada de la naturaleza. Porque así como los árboles, las plantas, los animales están creados a través de estas cinco fuerzas elementales, también tu cuerpo está creado a partir de estas cinco fuerzas. Somos la naturaleza. Somos el Universo.

No eres una gota del océano, sino que eres el océano entero en una gota

Y retomando la historia de Pablo, por más triste que haya sido este encuentro médico, nos demuestra que muchas veces estamos equivocados en la forma en que nos percibimos a nosotros mismos. Creemos que somos algo roto, algo que falla, algo que no funciona del todo bien y *algo que necesita ser reparado*. En efecto, desde el Ayurveda todos somos parte de la naturaleza, y ésta es perfecta como es.

La naturaleza es dinámica, no es algo que está estancado, sino que es un continuo movimiento y aprendizaje que va vibrando en salud y en bienestar constante, y que a pesar de los momentos de desequilibrio, vuelve a encontrar su equilibrio natural.

En la naturaleza observamos las cuatro estaciones del año, observamos que el verano pasa del calor a la humedad y el frío del otoño para llegar al frío del invierno y del invierno pasamos a una primavera para un nuevo verano.

En consecuencia, la naturaleza va pasando por estas estaciones y estas estaciones traen consigo un efecto en la naturaleza. Van a haber animales que sean más proclives a un clima caluroso y otros a un clima frío. Hay alimentos que la tierra logra crecer en momentos de frío y en momentos de calidez. Y de la misma manera tu cuerpo no va a reaccionar igual durante el calor que durante el invierno. Por esta razón, no deberíamos consumir los mismos alimentos en invierno que en verano.

Cada estación, cada momento de nuestra vida, trae consigo un aprendizaje especial. Y volvemos a la frase: '*Tú eres el compendio del universo*'. Todo el universo se encuentra dentro de ti, porque dentro de ti se encuentran los mismos ingredientes con los que se crean las estrellas, con los que se crean los árboles, los lagos, los ríos, los animales.

Todo lo que forma parte de la naturaleza contiene estos mismos ingredientes. Por tanto, volvemos a esta particularidad que te pertenece, que eres único, única e irrepetible. ¿Por qué? Porque cada elemento dentro de ti se va a comportar de una manera distinta. Vas a tener una proporción especial de estos cinco elementos. En Ayurveda esto se llama **'Dosha'**. Dosha significa: "*constitución natural*". También lo llamamos constitución psicofísica natural porque habla de la forma en la que estas energías se manifiestan en tu cuerpo, en tu mente y en todo tu ser.

Cuando logramos tomar conciencia de qué energías nos pertenecen, podemos hacer una autoevaluación con respeto y con amor, entendiendo por qué hay cosas que nos cuestan, porque hay cosas que no son fáciles.

¿Por qué hay alimentos que nos caen mejor que otros? ¿Por qué hay momentos del día donde tenemos mayor creatividad y mayor productividad? ¿Y por qué hay momentos del día que nos resultan más cansadores? ¿Por qué te cuesta levantarte temprano? ¿O por qué te cuesta quedarte hasta tarde despierto?

Es muy interesante poder conocernos porque en base al autoconocimiento, como decíamos antes, está la clave para la transformación, empezando por una aceptación y un entendimiento profundo. Cuando logras comprender quién eres, tienes la clave para cambiar todo tu mundo y también tienes la clave para entender cuáles son los momentos de aprendizaje que más van a impactar tu vida.

Cuando logras comprender quién eres, tienes la clave para cambiar todo tu mundo.

La mirada errónea de la vida es pensar que todos somos iguales, que todos somos lo mismo y que todos pensamos y actuamos de la misma manera.

Esto es completamente erróneo ya que cada uno de nosotros manifiesta de distinta manera estas energías naturales, estos cinco elementos de la naturaleza.

Hay personas que suelen relacionarse más con el pensamiento y otras con el sentimiento. ¿Están equivocadas? ¿Les falta algo? ¿Son personas incompletas? No, definitivamente no.

Cada uno de nosotros logra manifestar su energía de forma única y especial. De esta manera cada uno de nosotros tiene cosas por aprender, pero sobre todo tiene cosas que aceptar de sí mismos. Cuando logramos comprender cuál es nuestra naturaleza primordial y cuáles son las energías que se encuentran en mayor predominio, es mucho más fácil encontrar la clave para lograr una vida sana y armoniosa.

En el capítulo anterior te contamos la historia de Mariana, que a pesar de amar su trabajo, se dio cuenta de que el estrés le estaba generando grandes desequilibrios tanto físicos como mentales.

¿Cuál era entonces la clave para transformar ese estrés? ¿Cómo podía ser que, aún haciendo lo que amaba, la estaba pasando tan mal?

Cuando Mariana logró comprender su naturaleza primordial, su *Dosha* -la constitución natural-, entendió que en su ser había muchísima energía de éter, energía de aire, energía de creatividad, de pensamiento y de movimiento. Y que el movimiento con más movimiento, generaba un desequilibrio profundo que no le permitía dormir bien, digerir bien, ni pensar correctamente.

Esta es la magia del Ayurveda: descubrir quiénes somos realmente.

En su experiencia, Pablo se dio cuenta de la importancia de descubrir su propio valor, de encontrar que la vida es mucho más que un padecimiento. Que la vida es algo que en realidad vamos descubriendo día a día y que nuestro ser es un ser completo y perfecto, en completo estado de armonía constante.

Cada momento de desequilibrio, por ejemplo, cuando enfermamos, es simplemente una *experiencia de aprendizaje para que el cuerpo naturalmente pueda volver a su equilibrio natural.*

Este momento de aprendizaje nos demuestra que todo en la vida es dinámico y que así como las cosas se mueven, luego vuelven a su cauce.

De la misma manera en que en la naturaleza aparece el invierno, aparece la primavera, luego el verano y el otoño, para volver al invierno. Son etapas que debemos vivir. Son experiencias que necesitan ser vivenciadas. Este principio del Ayurveda, de las cinco fuerzas del universo, nos permite comprender que **todo es cambio y que este cambio es parte de la vida**.

Vamos a describir brevemente las características de cada una de estas fuerzas elementales dentro de la naturaleza.

Es importante que recuerdes que estas cinco fuerzas forman parte de toda la creación. Los Rishis, los sabios de la filosofía védica, descubrieron que **todo lo que existe en el universo está compuesto por estas cinco energías**. Y estas cinco energías también están dentro de ti.

ETER / AKASHA

El espacio o Akasha es aquel lugar que permite que toda la energía y toda la materia se manifieste. Para que algo se suceda, primero hay un espacio que se prepara para que eso suceda. Por ejemplo, en nuestra naturaleza, en nuestro cuerpo, para que un bebé empiece a gestarse y a crecer, el cuerpo femenino se ha ido preparando para la llegada de una nueva vida. Este espacio es fundamental para que toda la materia se manifieste. Y es la primera fuerza, la más sutil, que va a permitir que la siguiente energía se desarrolle.

AIRE / VAYU

La energía del aire, o *'Vayu'* en sánscrito, es una energía de movimiento. Una vez que tenemos un espacio preparado para que comience la creación, hay un movimiento que genera el principio de la creación, y este movimiento está dado y representado por el elemento *aire*.

Este aire dentro de nuestro cuerpo se transcribe a través de los pensamientos y del movimiento de todo nuestro cuerpo. Así pues, la expansión y contracción de los pulmones, el movimiento sanguíneo, etc es la manifestación de esta energía *vayu*, de aire. Todo lo que se mueve en nuestro cuerpo contiene la energía primordial de esta fuerza elemental que es el aire.

FUEGO / AGNI

Con todo espacio viene un movimiento y todo movimiento genera una fricción de energía. Esta fricción crea el calor y este calor se ve a través del elemento fuego o *Agni* en sánscrito. El fuego dentro de nuestro cuerpo se puede ver a través de la transformación constante que hay a través de los alimentos, a través de la separación del alimento en nutriente y desecho.

Pensemos que cada cosa que vemos, cada cosa que ingerimos, se transforma dentro de nosotros. Y para que esta transformación se dé, es necesaria la energía del elemento fuego, la energía del **Agni**, la energía de esta fuerza que permite discriminar lo que sirve de lo que no. Nuestro cuerpo constantemente hace esta discriminación. Según Ayurveda, deberíamos percibir la vida de esta misma manera: separando las experiencias que nos sirven de las que no nos sirven.

Una vez que tenemos esta energía del fuego que transforma todo lo que vemos, pasamos a una energía un poco más densa que es la del elemento agua.

AGUA/ SOMA

El agua es la energía que permite unificar todo nuestro cuerpo. El agua permite la unión y la comunión de todas las energías. Crea, además, una densidad que nos va a dar como resultado la posibilidad de experimentar las sensaciones de nuestro cuerpo.

Las emociones y los sentimientos tienen que ver con esta energía del agua. El agua, entonces, nos provee de nutrientes que van a mantener nuestro cuerpo unido, nuestro cuerpo en constante unión y en perfecto equilibrio, en el cual las emociones pueden fluir de forma natural.

TIERRA/PRITHVI

La energía elemental más densa es la energía de la Tierra, que en nuestro cuerpo se traduce en toda nuestra estructura ósea, músculos y tendones.

Ahora pensemos: ¿Hay alguna de estas energías que no es necesaria? ¿Podrías imaginar tu cuerpo sin agua, sin estructura, sin transformación, o sin movimiento? ¿Podrías tener un cuerpo si no hubiese un espacio que lo reciba?

Cada una de estas fuerzas permite entonces crear el cuerpo que tenemos hoy. Naturalmente, cada uno de nosotros tiene un cuerpo especial, tiene un cuerpo perfecto que va a tener características completamente distintas a las características de otra persona. Estas cinco fuerzas elementales coinciden con los cinco sentidos, es decir, que así como estas fuerzas de los elementos permiten la creación, también nos permiten conectarnos con el mundo material y físico a través de nuestros cinco sentidos y se relacionan de la siguiente manera.

El espacio permite desarrollar el sentido del *oído*, en sánscrito **'Shabdarth'**. El agua permite que nos relacionemos con el sentido del *gusto*, también llamado *'Rasa'*, el gusto por la vida, encontrar el disfrute por la conexión con la degustación de los alimentos.

El aire nos permite relacionarnos con el *tacto*, darnos cuenta de que todo este mundo físico y natural se puede tocar. Lo podemos apreciar a través de la piel. En sánscrito se lo denomina **'Sparśa'** y se refiere a la conexión de nuestro cuerpo con la vida material.

La tierra nos va a permitir conectarnos con el sentido del *olfato* (**'Gandha'**, en sánscrito) que nos permite descubrir que la vida material tiene olores y aromas particulares.

El fuego o agni' nos conecta con **Rupa**: el sentido de la *vista*. La vista permite transformar todo lo que vemos en apreciación personal. Cada cosa que ves en el mundo material tiene una percepción especial porque está visto a través de tus ojos, a través de la lente con la cual le das un sentido a tu vida.

Así pues, cada uno de estos cinco elementos relacionados con los cinco sentidos nos permiten transformar nuestra vida y nos permiten darnos cuenta de que la vida es una experiencia de completa vivencia, una experiencia que se vive, que se escucha, se degusta, se toca, se huele y se ve. Y nuestro cuerpo al ser también una experiencia física y material tiene estos cinco elementos que permiten entonces su creación y su perfecto funcionamiento.

La propuesta de este libro es ayudarte a transformar tu vida, y a que logres darte cuenta del verdadero valor de tu vida.

En esta primera parte hablamos de tu cuerpo. En este capítulo abordamos la importancia y el valor de tu cuerpo, a diferencia de todos los demás, porque tú eres único e irrepetible, y porque tu cuerpo está formado con un porcentaje especial de las cinco fuerzas que crean el universo; de estos cinco elementos a través de los cuales se genera toda la creación. Todo lo que existe.

Ahora, te proponemos conocer la especial proporción de estos cinco elementos a través del cuestionario **"Doshico"**, un cuestionario ayurvédico muy sencillo para que veas cuál es la proporción de los cinco elementos en tu cuerpo. A través de este conocimiento vas a poder comprender qué elemento está en mayor y menor proporción..

Saber esto te va a ayudar a entender qué cosas vas a necesitar para traer equilibrio a tu vida, para poder encontrar una armonía natural, una armonía que esté lejos del padecimiento, lejos de la enfermedad y lejos del sufrimiento.

Entendamos que la vida ha sido creada para nosotros con total disfrute y que nuestro cuerpo también es una experiencia dinámica que merece respeto y autoconocimiento. Así que con este test te proponemos conocerte un poco más y descubrir qué elementos predominan en tu cuerpo.

Esperamos que puedas conectar con este test de manera honesta y sincera. Es muy importante que realices este test varias veces. Puedes incluso realizar este cuestionario con alguna persona allegada a ti, puede ser una pareja o un miembro de tu familia. Las respuestas necesitan ser lo más objetivas posibles para poder tener un resultado lo más exacto posible. No hay respuestas erróneas.

Recuerda, eres el compendio del universo.

Link: https://www.marianaypablo.com/test-ayurvedico

SI QUIERES DESCUBRIR QUIÉN ERES REALMENTE MÁS ALLÁ DE TODOS LOS PENSAMIENTOS Y CREENCIAS, CONOCER TUS VERDADERAS ENERGÍAS Y APRENDER A APORTAR EQUILIBRIO A TU VIDA, TE INVITAMOS A DESCUBRIR NUESTRO PROGRAMA ESPECIAL DE AYURVEDA: https://www.marianaypablo.com/programa-ayurveda

Aspecto / Constitución	VATA	PITTA	KAPHA
Complexión	Delgada, irregular	Moderada, proporcionada	Fornida, corpulenta
Peso	Fácil de perder, difícil de ganar	Fácil de perder, fácil de ganar	Difícil de perder, fácil de ganar
Piel	Seca, áspera, fría, opaca	Suave, grasosa, tibia, blanca, rojiza	Gruesa, grasosa, fría, pálida, blanca
Sudor	Escaso, inlcuso cuando hace calor	Abundante cuando hace calor	Moderado, constante
Cabello	Seco, áspero, rizado, oscuro	Fino, lacio, claro, graso, clavicie	Graso, brillante, grueso, castaño
Dientes	Protuberantes, chuecos, grandes	Moerados, amarillentos	Fuertes, blancos
Ojos	Pequeños, secos, apagados,	Agudos, penetrantes, claros,	Grandes, atractivos, con pestañas gruesas
Apetito	Variable, escaso	Intenso, excesivo	estable
Sabor	Dulce, agrio, salado	Dulce, amargo y astringente	Picante, amargo y astringente
Sed	variable	excesiva	escasa
Eliminación	Seca, dura, estreñida, variable	Regular, a veces diarrea, ligera, grasosa	Ritmo lento, gruesa, grasosa
Clima	Prefiere calor	Prefiere frio	Cambios de estación
Actividad física	Muy activo	moderado	letárgico
Vigor	Poco, se sobreesfuerza	Medio, se esfuerza mucho cuando compite	Mucho, tiende a esforzarse poco
Impulso sexual	variable	A menudo intenso	uniforme
Pensamiento gral.	verbal	lógico o sensorial, uso de imágenes visuales	emocional
Mente	Activa, no descansa	Aguda, inteligente	Calmada, lenta
Emoción negativa	Miedo, inseguridad	Ira, celos	Avaricia, apego
Emoción positiva	entusiasmo	Alegría, pasión	Compasión, templanza
Fe	variable	fanática	estable
Memoria	Aprende y olvida con rapidez	Aprende con rapidez y olvida despacio	Aprende y olvida despacio
Sueños	Miedosos, vuelos, saltos, correr	De fuego, furia, violencia, guerra	Acuosos, ríos, mares, lagos, románticos
Sueño	Escaso, interrumpido, insomnio	Poco pero prolongado	Pesado, prolongado
Habla	Rápida, locuaz, puede divagar	Penetrante, resuelta, cortante	Lenta, monótona, cautelosa
Totales:			

Capítulo 3

"Dominar el poder de tu mente puede ser más eficaz que los fármacos que se te ha programado a creer que necesitas."
Bruce Lipton

¿Sabes cuál es la clave de la vida? En este capítulo te vamos a hablar de la clave de la vida y cómo podemos transformar nuestra vida de forma sencilla.

¿Sabes de dónde viene la vida? ¿Dónde está la capacidad con la cual podemos medir nuestra vida? Es la **energía**. La energía es la base y la fuente de la vida.

¿De dónde viene entonces la energía? ¿Alguna vez lo has pensado? La respuesta es más sencilla de lo que tú crees. La energía viene de tus células. Según el doctor en Biología Celular *Bruce Lipton*, el ser humano no es un cuerpo, no es una sola entidad de vida, sino que es una comunidad de más de cincuenta trillones de células.

Cada uno de nosotros, cada ser humano, es una comunidad de células perfectamente organizadas en los distintos sistemas que hacen que la vida funcione de manera óptima. Son entonces las células las que promueven nuestra salud y las que nos proveen de la energía necesaria para vivir día a día. Y hay tres factores fundamentales y vitales que las células necesitan para poder mantenerse estables, saludables y en productividad: **oxígeno, hidratación y eliminación**.

Oxígeno

Todas las células requieren oxígeno para poder vivir. Sin oxígeno, las células mueren. Quizás suene simplista, pero la realidad es mucho más simple de lo que imaginamos. Aunque no menos importante.

En el año 2019, tres grandes especialistas fueron galardonados con el Premio Nobel de Medicina por su aporte sobre la relación de las células y el oxígeno: William G. Kaelin, Sir Peter J. Ratcliffe y Gregg L. Semenza. Los premiados afirman que la detección de oxígeno es fundamental para una gran cantidad de enfermedades. Los descubrimientos realizados tienen una importancia fundamental para la fisiología y han allanado el camino para nuevas estrategias prometedoras para combatir la anemia, el cáncer y muchas otras enfermedades. Esta información merece ser reconocida y merece nuestra atención.

Todos respiramos, ¿pero somos realmente conscientes de la importancia de una buena respiración para nuestras funciones biológicas? ¿Alguna vez pensaste que una buena oxigenación te ayudaría a fortalecer tu cuerpo contra el cáncer? Bien, si no lo sabías, hoy ya lo sabes. **El primer pecado es la ignorancia. El segundo es la necedad.** Es decir, que hoy tienes una información invaluable que antes no tenías y, porque no sabías, no podías aplicarla. Pero hoy te damos el poder de comenzar a generar salud a cada una de tus células, llevando tu conciencia a la respiración.

El primer pecado es la ignorancia.
El segundo es la necedad.

Antes de continuar, nos gustaría realizar contigo un ejercicio práctico. Coloca las plantas de los pies bien apoyadas sobre el suelo. Trata de mantener la espalda recta y la columna lo más alineada que puedas. Relaja los hombros y el cuello y respira. Respira de forma profunda y completa. Intenta llenar totalmente tu cuerpo de aire hasta que sientas que el aire inunda cada parte de tu cuerpo. Luego, de forma lenta y suave, suelta el aire por la boca.

¿Cómo te sientes? ¿Sientes alguna diferencia en tu cuerpo o en tus emociones? La respiración completa permite no solo un cuerpo saludable, sino también una mente más tranquila y emociones más estables, además de células tan sanas y vitales que forjarán tu energía diaria.

Este concepto sobre la respiración es tan amplio que podríamos desarrollarlo en varios libros. Pero nuestro objetivo es darte herramientas, ayudarte de forma práctica a conectarte con tu cuerpo, con la salud y con el bienestar integral. Por eso nos gustaría hacerte esta pregunta: Cuando sientes enojo y frustración, ¿cómo es tu respiración? Y cuando te sientes en paz, en total calma y feliz, ¿cómo es tu respiración?

Los momentos de estrés generan una respiración rápida, acortada y superficial (usualmente denominada "respiración clavicular o alta" que requiere de nuestro máximo esfuerzo para obtener muy poco aire). El cuerpo se prepara para enfrentar un peligro, cargándose de adrenalina para salvar nuestra vida frente a una amenaza desconocida.

El problema reside en que el estrés que ayuda al cuerpo a superar los momentos de crisis, sólo debe durar unos minutos, no más. Ya que cuando el estrés se propaga, deja de ser favorable y pasa a ser contraproducente. Además, cuando las hormonas del estrés se "encienden" para ayudar al organismo a superar ese momento de amenaza, nuestro sistema de crecimiento y sistema inmune (que nos protege de agentes externos que atentan contra nuestra salud, como virus y bacterias) se "cierran", para utilizar todo la energía disponible a la superación de este momento de crisis.

Un cuerpo en constante estrés genera que las células envejezcan y mueran más rápido, empobreciendo las funciones de todo nuestro organismo.

Hidratación

Hoy en día todos sabemos que nuestro cuerpo es mayoritariamente agua, un 73% para ser exactos y para estar saludables todos "deberíamos" beber 2 litros de agua por día. Lo que quizás no sabías es que la célula es principalmente agua, más de un 80%. Por lo tanto, al no tener suficiente agua, las células mueren. Además, el agua juega un papel vital en la formación de las células.

Mantenernos hidratados ayuda a la creación y formación saludable de las células. Pero hay una serie de cosas que debes saber sobre la *buena hidratación* para cuidar tu salud.

Primero, la *cantidad*. Se ha tomado como parámetro universal el consumo de 2 litros diarios de agua, pero primero se debe considerar el estado y la salud de la persona. Por ejemplo, si hay retención de líquidos, es recomendable corregir este desequilibrio antes de beber esa cantidad de agua. Respecto a estos famosos 2 litros, hay una fórmula especial que se aplica según el peso de cada persona en particular. Esta fórmula fue creada por Frank Suárez, experto en metabolismo.

Esta fórmula es la siguiente: Tu peso en kilogramos dividido 7, te va a dar como resultado la cantidad de vasos de agua de 250 mililitros que debes tomar por día. Es decir, que si pesas, por ejemplo, 70 kilos, deberás beber 10 vasos de 250 mililitros por día.

CUÁNTA AGUA DEBO BEBER POR DÍA?

www.marianaypablo.com

$$\frac{\text{TU PESO (Kg)}}{7} = \text{VASOS DE AGUA (de 250ml)}$$

EJEMPLO: $\dfrac{70\,Kg}{7}$ = 10 VASOS DE AGUA

Segundo, *la calidad y el tipo*. Beber agua no es beber una infusión, no es tomar mate o té, café, gaseosas o agua gasificada. Agua es **agua**. Se puede beber saborizada naturalmente con limón, pero debe ser agua. Muchas personas creen que al beber líquidos durante todo el día, varias tazas de café o té se están hidratando, pero NO.

Para mantener el cuerpo hidratado y que esta hidratación llegue a las células nuestro organismo necesita agua. Disculpen la insistencia… Respecto a la calidad, no es lo mismo beber agua de grifo qué agua embotellada o agua filtrada. Lo ideal es poder beber la mejor calidad de agua que tengas a mano. Si es embotellada, es más recomendable beber de una botella de vidrio que de plástico. Los envases de vidrio no alteran el contenido ni el sabor del líquido. Por el contrario, el plástico tiene miles de cadenas de carbono que, cuando comienzan a desintegrarse las introducimos a nuestro organismo cada vez que bebemos, (según estudios realizados por la Organización Mundial de la Salud).

La magia del agua caliente.

El último detalle vital del agua es la temperatura. No es lo mismo beber agua helada que agua natural o agua caliente. Según el Ayurveda, en la zona de nuestro estómago habita el Agni, nuestro fuego transformador. Agni es nuestra fuerza transformadora, el fuego digestivo que controla nuestro metabolismo y que permite absorber los nutrientes necesarios para preservar la salud. El proceso metabólico es un proceso de "cocinado" de los alimentos y es un proceso caliente. Por lo tanto, todas las bebidas o comidas frías que ingerimos apagan y alentan este proceso de digestión, contribuyendo a problemas metabólicos y digestivos.

https://www.marianaypablo.com/beneficios-del-agua-caliente

Eliminación

Todas las células eliminan desechos. Todo el proceso de creación y formación de tejidos necesita indefectiblemente de una correcta eliminación de desechos. Si este tercer paso se ve interrumpido de alguna manera por estrés, exceso o defecto de una buena alimentación, conduce a la falta de energía y eventualmente a la enfermedad. Podemos respirar de forma más consciente y completa, hidratarnos mejor bebiendo más agua, pero ¿cómo ayudamos a las células a una mejor eliminación? ¿Tienes idea? Es muy sencillo: con movimiento y por supuesto, una correcta alimentación.

El ejercicio físico es vital no solo para tonificar el cuerpo, sino que su principal función es *traer salud* a todo nuestro organismo, principalmente ayudando a las células a lograr una buena eliminación de toxinas y desechos.

Si empiezas a respetar estas tres necesidades básicas de las células, no solo te sentirás mejor, sino que lograrás aumentar muchísimo tu energía y tu vitalidad.

Ser felices es sencillo, lo difícil es ser sencillo.

Hay otro secreto para lograr conectarnos con la energía del día. Y te lo compartimos ahora: El tiempo es oro. Sí, el tiempo es **oro**. El tiempo que dedicas en el día no solo te ayuda a desarrollar distintas tareas, sino que permite que tu cuerpo funcione de manera determinada. Los ritmos circadianos rigen nuestra vida. Esto significa que nuestra vida está intrínsecamente unida al universo.

Para Ayurveda, uno de los hábitos más saludables y que más hemos perdido es el de *levantarnos al amanecer y acostarnos al anochecer*. Levantarse cuando el sol sale y acostarse cuando el sol cae conecta nuestro organismo con los ritmos de la naturaleza.

Recuerda que tus ritmos biológicos son justamente eso: horarios en que se rige tu vida de acuerdo a la vida de la naturaleza de la cual eres parte.

Con el acceso de la energía eléctrica, hemos olvidado que la noche es un momento importante de descanso, no de trabajo o estudio, y este mal hábito genera muchos desequilibrios, no solo a nivel mental, sino también a nivel físico.

Un gran médico ayurvédico, el **Dr. Robert Svoboda**, ha compartido la siguiente frase: *"Los seres humanos podemos hacer miles de desajustes en nuestra vida, pero el hábito más importante que perdimos es el de despertarnos* *al alba y acostarnos al anochecer"*. Cuando aprendemos a alinearnos a los ritmos naturales de la vida, nuestra vida fluye de manera natural y sana, sin esfuerzo.

Vamos a compartirte ahora dos ejercicios que van a ayudarte muchísimo a que puedas descubrir cómo está tu energía hoy.

EJERCICIO 1

Este primer ejercicio es muy sencillo. Si quieres tener una idea general de cómo está tu energía hoy, te recomendamos realizar el siguiente test. Solo debes contestar las siguientes preguntas con sí o no. Para lograr ver el resultado final debes contar 2 puntos por cada *sí* y 0 puntos por cada *no* que respondas a las siguientes preguntas:

1. ¿Logras concentrarte con facilidad? ¿Logras recordar palabras y situaciones sin esfuerzo? 2. ¿Sueles consumir alimentos excitantes como té, chocolate, azúcar o café?
2. ¿Sientes interés por aprender cosas nuevas?
3. ¿Te conectas con tu creatividad tanto en tu casa como en el trabajo?
4. ¿Eres productivo o productiva en tus tareas diarias?
5. ¿Disfrutas de tu vida social, conocer nuevas personas o experiencias?
6. ¿Logras descansar por la noche? ¿Te levantas con energía?
7. ¿Sueles estar saludable durante los cambios de temperatura?
8. ¿Te sientes con ganas de comenzar nuevos proyectos?
9. ¿Sientes que puedes controlar tus emociones en momentos de conflicto o estrés?

<u>Resultados</u>:

De **cero a nueve puntos** sería importante que te enfoques en hacer un cambio en tu rutina diaria para lograr tener la energía que necesitas. Conéctate con tu cuerpo, tu mente, observa tus emociones, revisa tu alimentación y fíjate si hay algo que sientas que necesita modificarse. Todo se puede transformar para vivir una vida mejor. Ante cualquier duda, te aconsejamos consultar con un profesional de la salud.

De **10 a 14 puntos**, aceptable. Tienes energía que oscila por momentos. Te sientes con entusiasmo y por momentos estás agotado. Quizás en momentos de estrés o conflicto sientas que la vida te supera. Te recomendamos reflexionar sobre tus hábitos diarios para determinar qué es lo que te está quitando energía cuando la necesitas para mantenerte siempre en salud y equilibrio.

De **15 a 20 puntos**. ¡Muy bien! Tienes muy buena energía. Esto significa que tu rendimiento en la vida es bastante bueno.

De todas formas, siempre se puede mejorar. Estás siguiendo un camino saludable y te aconsejamos seguir prestando atención a tus emociones para identificar cualquier momento o pensamiento que pueda llegar a generar estrés no deseado. ¡Felicitaciones!

EJERCICIO 2

Aquí va el segundo ejercicio. Lleva un registro de los horarios de tu día. Puedes anotar en tu cuaderno a qué hora te sueles levantar por la mañana y la hora en la que sueles acostarte para dormir. Luego, anota una meta ideal para ti. ¿A qué hora te gustaría que comenzara y terminara tu día?

Durante siete días te levantarás y te acostarás **29 minutos antes** de lo habitual. Estos números son especiales, así que haz un esfuerzo por respetarlos.

Si sueles levantarte a las 10 a.m., entonces por siete días te levantarás a las 9:31 a.m.; si te acuestas a las 11 pm. Entonces, durante siete días lo harás a las 10:29 p.m.

Anota en tu cuaderno cómo te vas sintiendo. ¿Hay alguna diferencia en tus pensamientos o en tu descanso?

Recuerda, cada día es una nueva oportunidad para conectarnos con nuestros talentos. Aprovecha cada minuto. Aquí debajo te dejamos un gráfico a modo de ejemplo:

Lunes	Martes	Miércoles	Jueves	Viernes	Sábado	Domingo
6:31 - siento mucho cansancio	6:31 - mente más despejada	6:31 - siento el cuerpo con energía	6:31 - cansancio pero alerta	6:31 - con energía y sin esfuerzo	8:31 - con ganas de hacer cosas	8:31 - alegre y con energía.

Parte 2: Mente

Capítulo 4

*La principal causa de la infelicidad no es la situación,
son tus pensamientos sobre ella.*
Eckhart Tolle

Todos tenemos un demonio en nuestro interior. ¿A qué nos referimos? Aquí no estamos hablando de religión o creencias, sino de que todos nosotros poseemos una voz interna que nos limita y que trabaja todos los días, los 365 días del año, prácticamente las 24 horas. Para aclarar un poco este concepto, vamos a compartirte una historia:

> ### *La historia del lobo*
>
> *Una mañana, un viejo cacique de la tribu Cherokee le contó a su nieto acerca de una batalla muy difícil que se desata en el interior de cada persona. "Pequeño", le dijo, "esta gran batalla es entre dos lobos grandes y fuertes. Uno de ellos es malvado y está hecho de ira, envidia, celos, tristeza, pesar, avaricia, arrogancia, autoindulgencia, culpa, resentimiento, soberbia, inferioridad, mentiras, falso orgullo, superioridad y ego. El otro lobo es distinto; está hecho de alegría, paz, amor, esperanza, serenidad, humildad, bondad, benevolencia, amistad, empatía, generosidad, verdad, compasión y fe".*
>
> *"¿Y luchan fuerte, abuelo?", el pequeño preguntó.*

> *"Si, chiquito, esta batalla ocurre dentro de ti, dentro de mí y dentro de cada persona que camina esta tierra".*
>
> *El nieto, sentado sobre la hierba, bajó la mirada de los sabios ojos de su abuelo y se quedó un rato mirando el pasto. Meditó por un minuto y luego le preguntó "¿Qué lobo gana, abuelo?"*
>
> *A lo que el viejo sabio Cherokee respondió: "Aquél al que tú alimentes".*

Este monstruo nos recuerda en lo que fallamos, lo que hemos hecho mal; nuestros defectos, lo que deberíamos hacer, pero nunca lograremos. Las críticas de nuestros padres, las críticas de nuestros amigos y colegas y un sinfín de frustraciones y sucesos que han dejado una molestia y un dolor profundo en nuestro ser.

Este monstruo es ese espacio en nuestro interior que únicamente ve lo negativo de nosotros, las fallas y defectos. Nada más. La mala noticia es que este monstruo ha armado su hogar en nuestro interior y ahí se quedará hasta el último día de nuestras vidas, tiene un contrato irrevocable y un hospedaje ilimitado.

La buena noticia es que podemos combatirlo y finalmente dejar de prestarle atención, logrando que su influencia ya no genere ninguna repercusión o efecto en nuestra vida. Muy probablemente no hayas escuchado nunca de la existencia de este monstruo y hayas creído que esta voz es tu voz y la única que existe en tu interior. Pero no eres tú, ni es la única voz que tienes.

No te culpes por haberte dejado guiar por ella. Ahora que sabes esto, podemos comenzar un plan de acción para domar a este demonio.

El primer paso siempre es tomar conciencia y darnos cuenta de que esta voz no somos nosotros. No nos representa ni representa quiénes somos en realidad. El segundo paso consiste en alimentar a ese segundo lobo que habita en nuestro interior. El lobo bueno.

Así comenzamos a empoderarnos, reconociendo quiénes realmente somos: personas en constante evolución y cambio. Es vital que recuerdes esto: que este lobo no eres tú. Este lobo es simplemente una voz de nuestro interior, de nuestra parte inconsciente y que muchas veces se disfraza de nuestra pareja, de nuestro colega, de una persona en el trabajo con quien no nos llevamos del todo bien y hasta de familiares y amigos.

Es importante reconocer que estas voces son internas y que así como son internas, **nos pertenecen, aunque no nos representan.** Y como nos pertenecen, podemos encontrar una forma de desarmarlas.

Estos demonios internos los tenemos absolutamente todos y tienen más que ver con nuestras creencias y nuestro inconsciente que con la realidad que vivimos día a día. Por eso, es fundamental entender que la carrera que desarrollas, la familia que has creado, aquella vida que vives día a día, tu energía, tu salud, no están representadas por estos demonios internos.

Todos, en algún momento de nuestra vida, nos preguntamos si lo que hacemos es correcto. Hay una frase que dice: *'lo perfecto es enemigo de lo bueno'*. Y, sin embargo, ¿Por qué queremos ser perfectos? ¿Por qué queremos agradar a todo el mundo? ¿Por qué esperamos que todo nos salga bien al primer intento?

La vida es una experiencia de aprendizaje. Y como todo aprendizaje, hay veces que las cosas salen bien y a veces que las cosas salen para aprender. No hay buenos ni malos. Esta voz de lo bueno y lo malo es una voz interna que no es real. Eres lo que has venido a hacer en esta vida.

Recuerda que estas voces internas se pueden desarmar, porque no representan la calidad de vida que puedes tener.

El cuerpo no sabe la diferencia entre una experiencia y un pensamiento, puedes literalmente cambiar tu biología, circuitos neurológicos, química, hormonas y genes, simplemente teniendo una experiencia interior.

Dr. Joe Dispenza

En capítulos anteriores hablamos de tu cuerpo, el templo del alma. ¿Cuáles son las voces internas que te hablan sobre tu cuerpo? ¿Cuál es la opinión que tienes sobre tu propio cuerpo, sobre el templo de tu alma? ¿Alguna vez consideraste tu cuerpo como un templo? ¿Alguna vez lo viste sin poner atención a las "fallas"? ¿Alguna vez te observaste en el espejo sin buscar un defecto, sino simplemente para admirar la persona que eres y la belleza que hay en ti?

Todas las fallas y los defectos son voces internas de nuestros demonios, pero no nos representan; no representan quienes somos en verdad. No te representan como persona completa, en proceso de cambio y en constante evolución.

Por eso es importante primero detectarlas. Cuando venga a ti un pensamiento de crítica, de juicio, o algún pensamiento negativo sobre ti mismo, tu pareja, tu familia, o sobre el trabajo que estás desarrollando, utiliza esta fórmula que te vamos a compartir ahora para desarmar a este demonio interno.

Es una forma sencilla que consta de tres partes. Sólo necesitas estos 3 simples pasos para poder desarmar a este demonio interno. Cualquier demonio, ya sea grande o pequeño, se puede desarmar. Es una forma muy sencilla para poder desarmar a este lobo malvado que todos tenemos en nuestro interior.

EJERCICIO

Cada vez que aparezca un pensamiento hostil o un pensamiento limitante, debes observarlo para luego desarmarlo respondiendo estas tres preguntas sencillas:

1. ¿Cuánta verdad hay en esto que me estoy diciendo?
2. ¿Es verídica o real?
3. ¿Es realmente una *verdad absoluta*?

Tomar conciencia en cada momento que aparezcan estos pensamientos a través de estas preguntas nos permite entablar un diálogo interno que **desarma y desactiva las creencias limitantes,** desarman a nuestros demonios internos.

De esta manera domamos al lobo malvado y damos paso al lobo blanco bueno. A modo de ejercicio práctico, puedes hacer **un listado de diálogos recurrentes** que tengas en tu mente.

Por ejemplo:
"no sirvo para nada".
"siempre hago todo mal".
"nunca hago las cosas bien".
"soy un fracaso".
"la vida siempre está en mi contra".

Luego intenta responder las tres preguntas que compartimos unas líneas atrás. *"No sirvo para nada".* ¿Cuánta verdad hay en esto que estoy diciendo? ¿Realmente no sirvo para nada? ¿Es verdad que no sirvo para nada? ¿Es una verdad absoluta? ¿No hay nada que pueda hacer bien?

Para que esto funcione realmente y dé frutos, debes realizar este ejercicio de forma regular. Idealmente, todos los días, cada vez que aparezca un pensamiento limitante. Este ejercicio diario te permitirá ir quitándole poder al lobo malvado, a tu demonio personal y tu monstruo interno. Lograrás recobrar y recuperar tu poder interior y el control de tu mente.

Este ejercicio de desarmar a los demonios interiores es un ejercicio muy profundo creado por el orador, conferencista y escritor **Tony Robbins**. Él recomienda realizar este ejercicio con total honestidad, desde el corazón, entendiendo que todas las voces internas no son nuestras. Son voces que hemos ido escuchando desde que éramos niños, o que han venido de parte de nuestros padres en algún momento de estrés, pero que no nos definen como persona. No nos definen, ni definen el camino de nuestra vida.

Así como en la historia del sabio abuelo Cherokee, la calidad de nuestra vida depende de qué lobo decidimos alimentar. Si yo deposito mis creencias pensando que realmente no sirvo para nada, entonces esa es la realidad que estaré materializando. Eso es lo que se concretará en mi vida.

Si pienso que realmente soy un fracaso para los negocios, entonces esa es la realidad que estaré co-creando con mis creencias y mis pensamientos.

Cada frase que nos decimos, cada pensamiento que sostenemos como creencia, debe ser algo que sintamos desde el corazón. Si realmente crees que eres un fracaso y que esta es una verdad absoluta para ti, entonces eso es lo que estarás manifestando en tu vida.

Pero si te das cuenta de que este pensamiento no es una realidad absoluta, que no es verídica, entonces **ahí está el momento de poder**. Ese es el momento para darte cuenta que es simplemente una frase y que las frases se pueden modificar. Cualquier pensamiento puede cambiarse.

Egoísta no es quien piensa en sí mismo, sino que
no piensa en los demás.
Buda

No puedes dar lo que no tienes. Esta es una frase un poco dura. Todos, incluido tú, queremos ayudar. ¿No te ha pasado de ver a una abuelita tratando de cargar una bolsa pesada o intentando cruzar la calle y no dudas en ir a asistirla?

Los seres humanos tenemos una cualidad innata, ya instalada en nuestras células, de la cooperación. Siempre que podamos intentaremos ayudar al que lo necesite. Somos seres de cooperación, no de competencia, como afirmó alguna vez Charles Darwin. No vinimos a pisotearnos unos a otros para llegar a una cima imaginaria. Vinimos a desarrollar nuestras habilidades, a desarrollar nuestro potencial y cumplir aquello que hemos venido a ser.

Pero muchas veces nos pasa que damos aquello que aún no tenemos. Y aquí hay un desbalance. **Nadie puede dar a otro algo que no se ha dado a sí mismo primero**. De la misma manera, nadie debería enseñar a otros algo que aún no ha vivenciado y experimentado en su propia vida.

Esto no tiene que ver con el egoísmo. Siguiendo las enseñanzas de Buda, egoísta no es quien piensa en sí mismo, sino que no piensa en los demás. Tiene que ver con un estado de coherencia. No podemos dar consejos de algo que no hemos probado primero. Porque lo más importante de cualquier aprendizaje es la vivencia, haberlo transitado.

Nosotros hemos vivenciado grandes conflictos con otras personas, sobre todo con relaciones familiares, de esas que más duelen. Al principio hemos vivido estas experiencias con un gran dolor. Y luego vinieron las preguntas: *¿Por qué nosotros? ¿Qué hicimos realmente para generar esta reacción violenta en el otro? ¿Por qué estamos padeciendo esta situación que es tan injusta y tan dañina?*

Después cambiamos ese *por qué* por un *para qué*: ¿Para qué la vida nos está mostrando esto? ¿Para qué siento este dolor? ¿Cuál es el propósito? ¿Qué puedo aprender de todo esto?

Y finalmente, luego de mucho tiempo, de muchas técnicas, de mentorías y enseñanzas, comprendimos que la pregunta aún debía seguir creciendo para llegar a un *cómo:* ***¿Cómo elijo vivir esta situación?*** *¿Cómo quiero vivir este conflicto?*

Hoy nos sentimos agradecidos por todo lo vivido y por todos los conflictos y dolores. Qué extraño, ¿no? Porque si bien la gran mayoría de estos conflictos los hemos trabajado y hemos logrado sanarlos, la mayor transformación surgió en nosotros mismos, en nuestro interior.

Por este motivo, en estas páginas queremos darte algo que nosotros ya hemos vivido para ayudarte a sanar el dolor interior que muchas veces cargas en el corazón.

Hemos explicado que todos tenemos demonios internos y que es importante reconocerlos, para poder sanarlos, para poder transformar el lobo malo en lobo bueno.

Para completar un poco más esta idea, vamos a compartirte el mito de Quirón.

El dolor más profundo

Cuenta la mitología griega que existió una vez un gran centauro llamado Quirón. A diferencia de otros dioses, Quirón era muy pacífico, sabio e inteligente, y le gustaba pasar sus días aprendiendo sobre filosofía, música y otras artes. Heracles o Hércules un día, accidentalmente, le clava una flecha cubierta por el veneno de la hidra en una de sus patas. Tal es el dolor que sintió Quirón, que decidió estudiar distintas artes para encontrar el alivio y la cura a su tragedia. El veneno de la hidra poseía una extraña maldición que impedía que la herida se sanara por completo, ya que luego de un tiempo, el dolor volvía con toda su fuerza. A medida que Quirón enfocaba toda su atención a encontrar la cura para su mal, muchos otros

> *dioses acudían a él solicitando ayuda médica. Es así como Quirón se convierte en el médico de los dioses, utilizando todo lo aprendido al tratar de sanar su dolor para ayudar a los demás.*

La sabiduría que Quirón había ganado para intentar sanarse a sí mismo era ahora la clave para sanar a los demás.

Quirón es el arquetipo de **nuestro dolor más profundo**, aquel que nos empuja a buscar una cura y también aquel que nos convierte en sabios de este dolor para luego ayudar a otros a atravesar los propios.

¿Por qué te compartimos esta historia? Así como Quirón, salvando las diferencias, nosotros empezamos este camino de sanación para poder curar nuestros propios dolores, domar y callar a nuestros demonios y aliviar nuestras propias angustias.

El tiempo, la experiencia, la práctica y también los conflictos nos convirtieron en expertos en el campo de la sanación y el autoconocimiento.

Nuestro mayor conflicto fue - y quizás sea para ti también - las relaciones tóxicas y en especial las relaciones tóxicas de familia.

En este capítulo te compartimos las claves para encontrar una relación más sana con aquellas voces internas que muchas veces se transforman en demonios.

¿Qué lobo decides hoy alimentar? Si decides seguir alimentando al lobo malo, entonces recuerda que todo este alimento que está llegando a este lobo, se materializará en forma de experiencias de vida. Es decir, que toda esta angustia, ira y enojo se concretarán en nuestra vida material y física, afectando nuestro cuerpo. Siempre estás a tiempo para darle de comer al lobo correcto. Nunca es demasiado tarde. Siempre estamos a tiempo para escuchar estas voces internas y desarmarlas con amor y con tranquilidad.

En esta parte del libro, te proponemos sanar a tus demonios internos hoy. Desarmarlos, desactivarlos, pero de una forma amorosa, que te brinde conocimiento, autopercepción y una mayor conciencia de tu propio mundo interior.

Capítulo 5

Debemos ir al fondo de nosotros mismos, donde encontraremos el lugar donde reside nuestro ser auténtico, y entonces se nos revelará el secreto de la felicidad.
Dr. Deepak Chopra

Aceptación + responsabilidad + culpa

Aceptación no es tolerancia; aceptar no es tolerar ni soportar la vida. No es rendirse ante los eventos de la vida porque así me ha tocado o porque Dios quizás así lo quiso. **Ni Dios ni el universo desean tu pesar, tu pena ni tu sufrimiento**. Todo lo contrario. Para explicar mejor estos conceptos tan profundos, vamos a compartir contigo una breve historia:

> ### El regalo del Sabio Maestro
>
> *En un templo muy precario y muy tranquilo se encontraba un antiguo maestro, ya anciano, impartiendo clases sobre la vida a un grupo de discípulos. Era conocido como un gran sabio. Se decía que había logrado alcanzar la iluminación*
>
> *Cierto día, un hombre pasó por el templo y decidió desafiar al maestro. Intentaba provocar una reacción en el antiguo Maestro y también alimentar su ego al demostrar que éste no era más que un viejo chiflado. Se decidió irrumpir en una de las clases y enfrentarlo. Los discípulos del sabio se manifestaron contra la idea, pero el anciano aceptó el desafío.*

> *El hombre no tardó en descargar toda su ira y enojo arrojando piedras e incluso escupiendo al tranquilo maestro. Le gritó todos los insultos conocidos, ofendiendo incluso a sus ancestros. Durante varias horas hizo todo lo posible para sacarlo de sus casillas. Pero el maestro permaneció impasible. Ya exhausto, el joven se retiró del templo. Decepcionados por el hecho de que su maestro aceptara tantos insultos y provocaciones, los jóvenes discípulos le preguntaron:*
>
> *"Maestro, ¿cómo ha podido soportar tanta indignidad? ¿Por qué no hizo nada?"*
>
> *Y éste contestó:*
>
> *"Si alguien se acerca a ti con un regalo y no lo aceptas. ¿A quién le pertenece el regalo?"*
>
> *"Pues a quien intentó entregarlo", respondió uno de los discípulos.*
>
> *"Lo mismo vale para la envidia, la rabia y los insultos", añadió. "Cuando no son aceptados, continúan perteneciendo a quien los cargaba consigo".*

Si tú no aceptas que un evento conflictivo te defina como persona o defina el resto de tu vida, entonces estás aceptando tu poder como creador o creadora de tu realidad y no aceptas el regalo del evento que has experimentado. ¿Entiendes?

Eres el responsable de tu vida. Tú, no tu familia, ni tu país, ni el gobierno, ni tu médico, ni tu jefe. **Tú eres quien determina** la calidad de la vida que deseas vivir y tú eres responsable de crearla. Nadie más.

Quedarse en la culpa es asentarse en un rol de víctima de: *"pobre de mí, mira todo lo que me ha pasado, mira todo lo que sufrí, la vida fue dura conmigo"*. En lugar de pensar: *"la vida es mía, me pertenece y yo la voy a moldear en base a mis valores y creencias, en base a lo que merezco y lo que deseo para mí y para mis seres queridos"*. ¿Notas la diferencia?

Siempre somos nosotros los dueños de nuestra propia vida. Siempre. No hay factores externos que puedan determinar nuestra vida y nuestro futuro. A menos que así lo decidamos.

Quizás estas palabras sean fáciles de comprender, pero llevarlas a la práctica no siempre resulta tan sencillo. En el caso de la familia, las relaciones personales, relaciones de trabajo, etc. debemos ser conscientes de que **somos nosotros quienes definen las experiencias**, es decir, que nunca es lo que nos sucede, sino cómo lo vivimos.

Cuando se trata de una relación familiar, es importante darnos cuenta de que no podemos controlar a la otra persona de la misma manera que controlamos nuestra vida o creemos hacerlo. No somos responsables ni mucho menos culpables de las **percepciones ajenas.**

Una de las claves más importantes para llevar relaciones sanas es la aceptación. Aceptar al otro, como mencionamos antes, no es tolerarlo. Aceptar a un familiar, una pareja, un jefe, etc., significa **comprender su historia** tanto pasada como presente, sin emitir juicio ni crítica. El juicio y la crítica muchas veces terminan convirtiéndose en una condena. **En la aceptación hay elección.**

¿Qué significa esto? Que si en alguna relación se expresa la violencia, de cualquier tipo, tienes el poder y la responsabilidad de decir "basta". Tienes el poder de cortar con aquella persona que te hace daño. Puedes aceptar que esa es su realidad, pero no aceptar que forme parte de la tuya.

Entendamos, por último, que la aceptación tampoco es resignación, ni es acatar ni aprobar algo que nos hace daño o nos lastima. Todo lo contrario. La aceptación nos da libertad de ver al otro con ojos amorosos, no enjuiciantes.

Aceptar a una persona es amar todas sus partes, aunque podamos no estar del todo de acuerdo con algunas de ellas. Aceptar al otro es aceptarme a mí mismo. Recordemos que no podemos dar aquello que no nos damos a nosotros mismos primero.

¿Cómo suelen ser tus pensamientos al mirarte al espejo? ¿Qué piensas cuando ves tu cuerpo en el espejo mientras te pruebas ropa nueva? **Aceptar significa amar,** tomar con amor, comprender y abarcar de forma completa tal como es, no como nos gustaría que fuera.

El poder de la opinión

Para abordar el siguiente tema vamos a contarte una breve historia que nos ocurrió hace unos años: una amiga nuestra publicó en Facebook la siguiente pregunta: "¿Qué cantidad de Paracetamol debería administrarle a mi bebé de un año que está con fiebre?"

Nosotros, desde nuestro conocimiento de Ayurveda, como ciencia de vida natural, respondimos: "podrías probar con una pizca de jengibre fresco o en polvo que puede ayudar a bajar la temperatura y a fortalecer su sistema inmune."

Lo que sucedió después nos dejó atónitos y confundidos. Comenzamos a recibir respuestas violentas, insultos e incluso amenazas por nuestra desconsideración al dar semejante consejo. Esto nos enseñó varias cosas: primero, a no interferir en el proceso de aprendizaje de otras personas. Y segundo, no intervenir cuando no nos es pedido.

Un gran amigo una vez nos dijo: *"nunca es lo que uno dice, sino lo que el otro escucha"*.

Por lo tanto, la opinión, por más amorosa que sea, si no es pedida, solo **estorba e interfiere** en el proceso natural de cada persona.

"Nunca es lo que uno dice, sino lo que el otro escucha"

Cuando emitimos nuestra opinión, generalmente hay una presuposición, pero no una certeza de los hechos. Esto significa que nuestra mente crea una hipótesis de lo que podría estar pasando si llegara a suceder. Antes de presuponer es más importante **preguntar**. Cuando preguntamos, le damos espacio a la otra persona a poder expresarse libremente, evitando el juicio previo. Si más allá de todo esto, tomas la decisión de compartir tu opinión con alguien, debes saber que tendrás que hacerte cargo de las consecuencias. **Una opinión puede condenar.**

Vivimos en un momento muy sensible de nuestra existencia, donde todo es condenado, juzgado, criticado y vedado.

Cuando alguien comete un error se lo suele exponer y catalogar como fuera de lugar y casi un crimen.

Con estas palabras no queremos avalar ningún tipo de conducta inapropiada, sino hacer referencia a nuestros propios pensamientos con respecto a los actos de los demás.

Vamos a usar un ejemplo real para ser un poco más claros. Durante un tiempo vivimos enfrente de una mujer llamada Mónica, que era muy amorosa con los animales, pero no tanto con las personas.

Un día una pareja joven se muda cerca de su casa. Al día siguiente, al encontrarla en la panadería, nos comenta lo siguiente: "*¿Vieron que tenemos nuevos vecinos? Parecen raros. Estoy segura de que hacen brujerías. La mujer seguro es bruja porque la vi con un pañuelo rojo en la cabeza, atado con un nudo. Eso lo hacen las brujas, por las dudas no se acerquen a ellos a ver si les hace algo malo.*"

Mónica no es mala persona, pero su opinión sobre los nuevos vecinos no la ha ayudado, sino todo lo contrario. Al repartir libremente sus conjeturas sobre estas personas desconocidas, no solo arruinó algo que podría haber sido una bonita relación con estas personas, sino que además comenzó a incomodar a sus vecinos de toda la vida. Ella comenzó a pasar más tiempo sola por su insistente crítica y juicio desmedido.

Lo peligroso de la opinión es que con la suficiente insistencia **se convierte en una certeza** para la persona que la sostiene, y una certeza **se convierte luego en una creencia**. Las creencias son las **constructoras de nuestra realidad**.

Si creemos que la vida es dura, entonces nuestra vida estará plagada de obstáculos y dificultades, porque así la hemos diseñado en nuestro interior. Así la manifestamos en el mundo exterior. Por lo tanto, piensa dos veces antes de crear una opinión sobre algo o alguien ya que puede estar creando una realidad no favorable para ti.

Estos pensamientos que tenemos son formas de alimentar a los demonios que guardamos en nuestro interior. Recuerda: ¿*Qué lobo estás alimentando el día de hoy*? **Cualquier pensamiento crece en certeza y se termina graduando como una creencia**. Y es esta creencia la que determina la imagen de la vida que verás todos los días.

EJERCICIO

Vamos a enseñarte ahora una manera de manejar el dolor con un ejercicio práctico. Este ejercicio fue creado por el Doctor Deepak Chopra y explicado en su libro *SincroDestino*.

Hoy vamos a enseñarte **cómo manejar el dolor**. Este ejercicio requiere de sólo 10 minutos.

Busca un lugar donde te sientas en tranquilidad y sin ser molestado.

Vas a comenzar meditando unos minutos (si nunca has meditado o si deseas tener una guía, ingresa al siguiente enlace: **https://www.marianaypablo.com/meditacion-de-la-gratitud**). Puedes realizar unas respiraciones profundas para encontrar ese espacio de calma dentro de ti, con los ojos cerrados.

Recuerda algún suceso o alguna situación del pasado que te haya generado mucho enojo. Puede ser una discusión, un conflicto, una época en la que tus sentimientos fueron lastimados o algún encuentro fortuito que te haya molestado.

Una vez que te hayas ubicado en ese momento de dolor, intenta recordar todos los detalles que puedas. Trata de recordar y traer a la memoria todos los detalles de esa discusión, de ese momento de estrés y de conflicto. **Haz una película mental** de lo que ocurrió exactamente.

El primer paso para manejar el dolor es identificar con precisión qué estás sintiendo, ¿Es sólo enojo o es otra cosa? ¿Qué palabra describe mejor lo que sientes con respecto a este acontecimiento?

Busca **una palabra** que englobe estos sentimientos. Tu mejor descripción. Ahora concéntrate en esa palabra durante unos segundos.

Deja que tu atención se desplace gradualmente de esa palabra a tu cuerpo. ¿Qué **sensaciones físicas** sientes como resultado de revivir esta emoción? Todas las emociones tienen aspectos mentales y físicos inseparables. Los sentimientos ocurren en la mente y en el cuerpo al mismo tiempo.

Percibe las sensaciones que ha originado este suceso en el que estás pensando: ¿Se tensaron tus manos? ¿Sientes alguna presión en el estómago? ¿Hay alguna parte de tu cuerpo que te duela? Percibe la experiencia física de esta emoción y ubícala en un punto específico de tu cuerpo.

Los sentimientos ocurren en la mente y en el cuerpo al mismo tiempo.

El siguiente paso consiste en **expresar** el sentimiento. Coloca tu mano en la parte del cuerpo donde sientas que está ubicado y di en voz alta '*aquí me duele*'. Si el dolor tiene más de un emplazamiento, toca cada parte y repite la frase '*aquí me duele*'.

En nuestro interior tenemos el poder para hacer que desaparezca el dolor de cualquier pena, cualquier angustia, cualquier conflicto. **Nuestras reacciones a los acontecimientos externos se localizan en el cuerpo.** Creamos emociones que generan dolor físico.

Cuando comprendemos este simple hecho, podemos aprender a cambiar nuestra forma de responder a los sucesos externos.

Podemos elegir nuestra reacción a los acontecimientos. Si reaccionamos con ira, con enojo, con hostilidad, con depresión, con ansiedad o alguna otra emoción intensa, nuestros cuerpos siguen esa dirección y crean la secreción de hormonas, contracciones musculares y otras reacciones físicas afines que producen dolor.

Creamos emociones que generan dolor físico.

Debemos tener siempre presente que estos efectos son nuestra responsabilidad, porque tenemos la capacidad y el poder de modificar nuestras reacciones y hacerlas menos dañinas. **Tenemos el poder para sanarnos.** Somos capaces de liberarnos del drama y la turbulencia emocional. Medita unos minutos en el concepto de la **responsabilidad personal** que tienes ante cualquier reacción emocional.

Una vez que ubicas y reconoces el dolor y una vez que has asumido tu responsabilidad por tu existencia, **puedes liberarlo**. Sitúa tu atención en la parte del cuerpo donde sientes el dolor.

Ahora, con cada exhalación, libera esa tensión que estás manteniendo. Enfócate durante medio minuto en liberar la tensión y el dolor de tu cuerpo con cada respiración, soltando el aire por la boca. Suéltalo, déjalo ir. Exhálalo. Sácalo de tu cuerpo.

Tenemos el poder para sanarnos.

El siguiente paso es **compartir** el dolor. Imagina que puedes hablar con la persona involucrada en la situación que has recordado para este ejercicio. ¿Qué le dirías a esta persona?

Recuerda que esta persona no fue la causa verdadera de tu dolor. Tú tuviste la reacción emocional que se manifestó en tu dolor físico. Pero tú has asumido la responsabilidad. Y con esto en mente, ¿qué le dirías a esa persona?

Lo que decidas decirle será exclusivo de ti y de tu situación. Cualquier cosa que digas para compartir el dolor que sentiste te va a ayudar a **eliminar para siempre esta experiencia** de tu conciencia, porque ya la habrás transformado. Va a dejar de ser una experiencia traumática para convertirse en una experiencia sana, una experiencia transformada. Comparte lo que sentiste y lo que sientes ahora y la manera en la que planeas manejar estos sentimientos en tu futuro. No es necesario que hables realmente con esta persona. Puedes simplemente escribir lo que le dirías en tu cuaderno, a modo de carta. Poder "sacar las palabras de tu cuerpo" y volcarlas en el papel es una gran ejercicio de limpieza emocional.

Siempre que sientas alguna turbulencia emocional, que sientas que tus emociones están desequilibradas, puedes realizar todo este ejercicio. Cuando lo hayas terminado, dedica un momento para celebrar que esta experiencia dolorosa ya se ha transformado y te ha servido para trascender a un nivel más elevado de conciencia. Recuerda que la transformación conlleva trascendencia.

Haber superado este ejercicio implica que has subido un escalón en el nivel y la evolución de conciencia que tienes.

Si practicas regularmente, con el tiempo vas a ser capaz de liberarte por completo de cualquier dolor y turbulencia emocional y vas a despejar el camino para experimentar una vida transformada y una vida mucho más sana.

LINK EJERCICIO DOLOR CHOPRA:
https://www.marianaypablo.com/como-manejar-el-dolor-ejercicio

La transformación conlleva trascendencia.

Capítulo 6

Todos los avances personales comienzan con un cambio en las creencias.
Tony Robbins

Para poder cambiar aquello que te daña o que te limita, debes **volver al punto de inicio**. Esto quiere decir que debes crear un nuevo comienzo en tu vida.

Si hoy fuese el primer día de una nueva vida: ¿qué harías? ¿Qué desayuno tendrías? ¿Cómo te vestirías? ¿Qué te dirías al mirarte al espejo?

Primero debemos deshacernos de lo que ya no nos sirve. Debemos hacer espacio dentro de nosotros para poder dar lugar a todo lo nuevo.

Ho'oponopono, el arte del perdón y la liberación de emociones tóxicas, enseña que todo lo que deseamos se pueda materializar, para formar parte de nuestra realidad. Pero antes debemos soltar toda la **basura tóxica** que tenemos en nuestro interior. El objetivo del **Ho'oponopono** es descubrir *quiénes somos* realmente, más allá del juicio propio, ajeno y de lo que hasta el momento de ahora hayamos creído de nosotros mismos.

Ho'oponopono significa *corregir un error, rectificar un error*, corregir algo que está erróneo, enmendar algo que no es correcto. En hawaiano, *'ho'* significa "*causa*" y *'pono'* significa "*perfección*". Es decir, lo que buscamos es encontrar la perfección a través de corregir un error que pueda traducirse a forma de creencias y pensamientos limitantes.

Ho'oponopono nos ayuda a limpiar bloqueos y memorias que generan creencias dolorosas dentro de nosotros. Con Ho'oponopono buscamos la paz interior, limpiando nuestro interior de cualquier negatividad que pueda estar generando un dolor interno o externo.

El objetivo del Ho'oponopono es descubrir quiénes somos realmente, más allá del juicio propio, ajeno y de lo que hasta el momento de ahora hayamos creído de nosotros mismos.

Ya hemos mencionado anteriormente cuánto pueden afectar nuestras opiniones y pensamientos, estos demonios internos. Todos los seres humanos vivimos repitiendo sistemáticamente pensamientos limitantes tóxicos, pautas mentales y emociones negativas.

Este cúmulo de información es lo que para Ho'oponopono se denomina *memorias* y pueden provenir de ancestros, experiencias tempranas en la infancia y del desarrollo de nuestra vida adulta.

Según Morrnah Simeona, una antigua maestra en Ho'oponopono, **somos la suma total de nuestras experiencias**, pensamientos pasados, emociones, palabras, hechos y acciones, lo cual quiere decir que estamos **agobiados por nuestro pasado**. Cuando experimentamos tensión o miedo en nuestra vida, si miramos detenidamente, encontraremos que la causa es realmente una memoria. Son las emociones que están atadas a estos recuerdos y memorias las que nos afectan ahora.

Por eso es tan importante traer a nuestra conciencia los pensamientos que tenemos a diario. ¿Son nuestros realmente? ¿Nos pertenecen? ¿Los hemos creado o los venimos heredando generación tras generación?

Estos pensamientos generan un **sistema de creencias** cuyo poder es crear la realidad física que vives hoy en día. El cuerpo que tienes hoy, ¿es el cuerpo que siempre soñaste o es el cuerpo que criticas a diario?

Existe un antiguo proverbio védico que dice así: *"Si quieres saber cómo fueron tus pensamientos ayer, mira tu cuerpo hoy. Y si quieres saber cómo será tu cuerpo mañana, mira tus pensamientos hoy."*

Es muy importante entender que nuestro cuerpo no es más que una manifestación vibracional de nuestra energía interna. Hemos dicho que somos creados a través de las cinco fuerzas elementales del universo: éter, aire, fuego, agua y tierra. Y estas fuerzas son vibraciones de la materia que crean todo lo que existe. Tienen que ver con una vibración. Y esta vibración también se aprecia a través de los **pensamientos** que tenemos diariamente, nuestras **emociones** y sobre todo, nuestras **creencias**. Aquellos pensamientos que se han convertido en certezas, que tomamos como verdades absolutas y que respetamos a rajatabla. Estas creencias crean la realidad que vivimos hoy.

"Si quieres saber cómo fueron tus pensamientos ayer, mira tu cuerpo hoy. Y si quieres saber cómo será tu cuerpo mañana, mira tus pensamientos hoy."

Entonces volvemos a preguntarte: ¿Cómo es tu cuerpo hoy? ¿Cómo es tu vida hoy? ¿Cómo crees que es tu vida? ¿Y cómo te gustaría comenzar a vivirla si hoy comenzaras una nueva vida?

Somos creadores del caos en el que vivimos. Esta frase quizá sea un poco fuerte y quizá sientas que no es del todo verdad. Y puede que no lo sea para ti. Sin embargo, la realidad es que todo lo que vives hoy es el resultado de los pensamientos y las creencias que existen en ti. Quizás suene chocante, ya que a veces uno convive con enfermedad, traumas o con mucho dolor. Es difícil entender que esto **lo hemos creado.**

Es fundamental que sepas que nada ha sido con la intención de ser infelices, sino que este cúmulo tóxico de creencias se aloja en nuestro inconsciente y es desde aquí donde creamos la realidad que vivimos.

Por eso es tan importante llevar a la conciencia la importancia de alimentar al lobo correcto. Si conscientemente estamos alimentando al lobo bueno, al lobo que genera abundancia, salud y bienestar, a un lobo tranquilo, un lobo que nos mantenga en amor propio y en amor y respeto por las demás personas con las que convivimos, entonces ésta va a ser la realidad que estaremos creando día a día en nuestra vida.

Según Ho'oponopono, todos tenemos cosas que debemos sanar. Todos tenemos memorias por limpiar, por borrar, por quitar de nuestra conciencia. Y estas memorias se alojan en nuestro lado más profundo, en **nuestra mente subconsciente** -para Ho´oponopono, *inconsciente* y *subconsciente* son la misma cosa-. Allí donde se aloja nuestro niño interior, que somos nosotros. Nuestro niño interior no juzga ni critica y acepta todas las creencias como verdades absolutas. Las recrea en nuestra vida, generando patrones de pensamiento y de acción.

Todos tenemos miles de pensamientos al día. Según estudios científicos, se estima que tenemos alrededor de **60,000 pensamientos** al día todos los días. Esto no es un problema. El problema es que la gran mayoría de esos pensamientos que tenemos y aquí debes prestar mucha atención, son **negativos y son una réplica** prácticamente exacta del día anterior.

Y por si esto fuera poco, ¡ni siquiera son nuestros! ¿Lo sabías? Suena increíble, pero es así. La mayoría de nuestros pensamientos del día de hoy son repeticiones del día anterior y del día anterior a ese y así sucesivamente

Al analizarlos se puede detectar que incluso estos pensamientos no son propios, sino que son réplicas de cosas que hemos ido escuchando a lo largo de nuestra vida y sobre todo en nuestra niñez, especialmente de 0 a 6 años, que es cuando absorbemos todo lo que vemos y sentimos a nuestro alrededor y con lo que luego generamos **nuestra programación mental.**

En nuestra primera infancia, todo lo que vemos y vivenciamos se transformará en una programación para el resto de nuestra vida. Todo lo que experimentamos creará una creencia en nuestro interior que hará que creemos la realidad que vivimos.

El gran doctor en Biología Celular, *Bruce Lipton*, habla mucho de este proceso en su libro '*La Biología de la Creencia*'. Muchas de las creencias que crearán nuestra realidad ni siquiera serán nuestras, sino que tomaremos las creencias de nuestros padres - y ellos la de sus padres - para crear la imagen de la realidad.

Para darte un ejemplo, un día en la cola de un banco, una mujer cansada del peso de su bolso, decidió apoyarlo suavemente en el suelo. La señora que estaba detrás de ella le dijo: "*No, no haga eso que hace que pierda la plata*". A lo que la mujer respondió "*Ay, tiene razón, con lo que cuesta ganarla*". Y volvió a colgarse el pesado bolso en un hombro.

Este ejemplo que te compartimos quizás te sea o no familiar, pero aquí hay más de una cosa que queremos contarte.

La primera es que el dinero no tiene patas y no se irá a ningún lado que no quieras. Con lo cual este miedo de que el dinero "se escapa" no solo es simple superstición, sino que es una creencia que se ha anclado en nuestro inconsciente, haciéndonos creer que es verdad.

La segunda cosa que queremos que veas es la respuesta de la mujer. ¿Notas algo raro? ¿Te suena familiar? ¿Sientes que está equivocada al decir lo que dijo? Bien, aquí está la verdad: que el dinero cuesta ganarlo o no cueste ganarlo, habla de tu relación con la abundancia y con tu situación económica. Delata **tu creencia sobre los recursos materiales**.

Si logras tener dinero o te es difícil ganarlo, tiene que ver con tu creencia, no con una realidad universal.

> *Tanto si crees que puedes como si crees que*
> *no puedes, estás en lo cierto.*
>
> **Henry Ford**

Esta frase de Henry Ford refleja justamente eso: es tu creencia, no los hechos, lo que marca tu experiencia. Nunca es lo que te sucede, sino cómo eliges enfrentarlo. El problema está en que la gran mayoría de las veces elegimos inconscientemente vivir las situaciones con programaciones obsoletas, viejas o que ya no nos sirven para nuestro bienestar y calidad de vida.

Nunca es lo que te sucede, sino cómo eliges vivirlo.

En el ejemplo anterior, la mujer eligió seguir incómoda, quizás hasta lastimando su hombro en vez de dejar el bolso en el suelo por miedo a que se haga realidad la creencia de que su dinero desaparezca.

Es más fácil echarle la culpa al dinero con patas que hacernos responsables de nuestra propia economía. Pero la realidad es que todo lo que nos sucede no solo sucede por una razón que desconocemos, sino que somos creadores de esa realidad. Por lo tanto, si hay algo que no nos gusta o nos incomoda, podemos modificarlo.

Aquí te compartimos otra historia que demuestra lo complejo del condicionamiento de nuestras propias creencias. Esto sucedió en un seminario intensivo que realizó **T. Harv Eker**.

Stephen no tenía problemas para generar dinero, sino para conservarlo. Ganaba más de ochocientos mil dólares al año. Pero así como los ganaba, los perdía. Se le evaporaba. Durante el seminario, Stephen confesó que de niño su madre siempre decía: *"los ricos son avaros y mezquinos… Se debería tener sólo lo suficiente para vivir. Si tienes más eres un cerdo y una mala persona."*

No es difícil deducir que su dificultad para retener el dinero era una forma inconsciente de seguir haciendo lo que su madre le había implantado en su mente. Inconscientemente, él sólo quería hacer feliz a su madre. ¿Qué niño no quiere eso?

Somos plenamente libres para corregir aquello que nos daña, nos incomoda o nos molesta. Ser felices es una decisión, no una recompensa. Por eso utiliza tus pensamientos, no para condenarte y para sufrir, sino para sanar lo que sea que necesites sanar, para impulsarte hacia donde quieras llegar y para lograr lo que desees lograr.

Ser felices es una decisión, no una recompensa.

Todo nuestro sistema de creencias, como te contamos, se encuentra alojado dentro de nuestro niño interior, en nuestra mente inconsciente. Y es allí donde hemos estado alimentando a este niño interior, con creencias negativas, creando demonios internos.

¿Cuáles son los venenos en tu vida? Seguramente al leer esta pregunta han venido a tu mente varias situaciones y hasta personas con nombre y apellido que han generado un daño y un dolor en tu vida.

Es importante que sepas que **nada sucede para hacerte daño**.

Tu niño interior no está tejiendo estas creencias para dañarte y para lastimarte, sino para que finalmente puedas reconocerlas como propias y soltarlas, limpiarlas y limpiar el espacio en tu interior para poder así sanar tu relación contigo mismo/a.

Todo en la vida es una experiencia de aprendizaje y ha llegado en el momento perfecto para que la trasciendas. Perdónate por enojarte, por haberte angustiado, incluso por desquitarte con personas que no tenían nada que ver. Incluso con tu mascota que vino a darte cariño cuando estabas enojado/a y no le devolviste el cariño. Luego, agradece esto que ha ocurrido porque te ha permitido abrir los ojos y despertar frente a esta situación. Cuando puedes proyectarte, puedes ver la realidad más clara.

Hay una frase muy bella que dice: "*Preocupado por una hoja, te perderás de ver el árbol; preocupado por el árbol, te perderás de ver el bosque entero*".

Esta frase que te compartimos explica que cuando todo tu enfoque está en una sola cosa, te pierdes de ver la perspectiva general y real de la situación y te angustias porque no puedes cambiar una situación dolorosa.

Todas las cosas suceden en el momento perfecto para ayudarnos a expandir nuestra conciencia, a abrir el corazón y a superar un nuevo obstáculo en nuestra vida.

Cada dolor también es una experiencia de aprendizaje. En Ayurveda se habla de los cinco **Kleshas**. *Klesha* es una palabra sánscrita que significa "*veneno*" y se refiere a los venenos que solemos tomar, que nos impiden ser quienes verdaderamente somos y sobre todo, ser felices.

Por eso, de forma sabia, debemos comprender que la vida solo nos trae aprendizajes, no suplicios, y que todo lo que no nos gusta de nuestra vida está allí para ser corregido, enmendado y transformado.

Podemos conocer estos cinco venenos que nos permiten entender cómo funciona el universo y de qué manera podemos empezar a accionar sin generar dolores innecesarios.

En palabras de Buda, "*el dolor es inevitable, pero el sufrimiento es opcional*". Esto quiere decir que el dolor es parte de la vida.

Si nos golpeamos un dedo del pie contra un mueble de nuestra casa - algo que todos hemos vivido alguna vez - enfocamos nuestra atención allí y nos damos cuenta de que quizás estamos distraídos y que este dolor nos muestra que debemos poner más atención por donde estamos caminando. Pero si me quejo de este dolor y al día siguiente me lo cuento a mí, se lo cuento a mis compañeros de trabajo, me quejo con mi pareja, me enojo con mis hijos, etc. entonces ese dolor que solo venía a mostrarme algo se convierte en un sufrimiento, porque estoy eligiendo seguir enfocándome en el dolor en lugar de en el aprendizaje.

Todos somos responsables de nuestro propio aprendizaje. Nadie nos daña. La vida nos va trayendo distintas experiencias para poder conseguir un **nuevo nivel de consciencia.**

Hemos mencionado al niño interior. Este concepto también forma parte del psicoanálisis y se refiere a **todas las experiencias que hemos tenido y que venimos guardando** desde que somos pequeños. Cuando nos vamos estructurando como personas adultas e independientes, aprendemos valores, límites. Aprendemos también cómo comportarnos, cómo interactuar con otros, expresar el amor y nuestras necesidades.

En realidad, este concepto del niño interior nace desde el Ho'oponopono, donde se le da el nombre de niño interior o **Unihipili**. Esta es nuestra parte más profunda, aquella que aloja memorias y creencias. Toda la información que hemos recibido desde el vientre materno y que venimos recolectando desde nuestra experiencia familiar, nuestros antepasados; la vibración de nuestra familia.

Nuestro niño interior aloja nuestras partes más sensibles, nuestras partes más blandas.

Quizás creas que sanar a tu niño interior sea difícil, o quizás no sepas la forma de conectarte con tu inconsciente, con tus partes más profundas. En este capítulo te vamos a contar cómo hacerlo de forma sencilla y muy fácil, pero antes vamos a compartir una historia personal de Mariana.

Mi momento de despertar

Muchas veces los momentos de "insight" provienen de momentos de crisis. Y así fue para mi. Me encontraba en un momento de mi vida en el que estaba muy estresada, con muchísimo trabajo. Contenta con lo que estaba realizando, pero muy triste porque estaba viviendo una situación muy conflictiva con mi familia.

No sentía que podía conectar amorosamente con mis padres y con mi hermano. Sentía que había mucha crítica, mucho juicio y hasta incluso malos tratos. Y era tanto el dolor y la pena que sentía que trataba de llenar todos los huecos libres de mi vida con más trabajo para estar el menor tiempo posible en mi casa. Era tanto el dolor de la crítica y del juicio que prefería estar lejos a compartir tiempo con ellos.

Un día recibo un mensaje de una gran amiga mía para invitarme a un curso de cocina. Era un domingo bien temprano por la mañana. Y pensé: "puedo pasar el día en mi casa, con malos tratos y angustia, o puedo irme a pasar un momento diferente con otras personas. Quizás incluso pueda hacer nuevas amistades. Y lo más importante es que también voy a poder estar con mi amiga, a quien ya conozco y en quien confío."

Así que ese día me puse ropa bien cómoda y me fui caminando a tomar el tren para ir a la clase de cocina.

Mientras caminaba, varios pensamientos llenaban mi mente. Pensé en lo triste que me sentía. La impotencia que sentía con mi angustia diaria.

¿Por qué no podía tener una familia diferente? ¿Por qué no podía recibir menos críticas? ¿Qué podía hacer para que mi familia fuese feliz? Entonces empecé a responder mis propias preguntas. Mi papá quiere que termine la carrera y que tenga un trabajo. Ya tenía un trabajo -más de uno, en

realidad-, pero a mi papá le haría feliz que yo terminara la carrera. Voy a terminarla para que sea feliz.

A mi mamá le haría feliz que yo me case, así que estaría bueno que yo consiguiera a alguien para que me casara. Quizás después no le alcance eso y desee que yo tenga hijos. Entonces, debería tener hijos para que mis padres sean abuelos y sean felices.

Mi hermano estaba muy enojado por la pareja que había tenido en el pasado. Quizás debería dejar que mi hermano eligiera para mi la pareja que él aceptara o consultarle si estaba de acuerdo con la próxima persona que entrara a mi vida. Pero esto es casi absurdo.

A medida que me iba planteando todo esto, me di cuenta de que nunca la felicidad iba a alcanzar, que siempre iba a necesitar algo más para hacer felices a los demás. Llegué a una conclusión y a una dura verdad: jamás iba a poder hacer felices a mis padres y a mi hermano.

No existía en el universo la posibilidad de hacerlos felices y que esta felicidad sea verdadera y duradera.

Pero sí había algo que podía hacer; había una felicidad que sí estaba en mi control: la mía. Tenía la posibilidad de ser feliz yo, de hacerme feliz, de enfocarme en mi felicidad. En realidad era la única felicidad verdadera.

Tratar de hacer felices a otras personas no iba a funcionar y, lo que es peor, dedicaría toda mi vida a conformar a otros sin resultado.

Me di cuenta de que en realidad la felicidad no es algo que se consiga, ni que se regale, ni que se compre, sino que es algo que se vivencia y se vivencia en el interior de cada persona.

No me fue fácil llegar a esta verdad. Caminaba llorando al darme cuenta de que no podía hacer feliz a mi familia. Pero también me sentía contenta porque por más que haya dolido llegar a esta verdad, también

> había encontrado una nueva verdad: yo tenía la posibilidad de ser feliz. Nadie me lo estaba impidiendo. Porque si mi única tarea en esta vida era ser feliz, entonces la tarea estaba en mis manos. Ser feliz no era algo lejano, sino que estaba en mis manos, bajo mi propia decisión y voluntad. Simplemente, me lo tenía que proponer.
>
> Ese día **me propuse ser feliz**. Ese día reconocí que lo único que necesitaba para ser feliz era proponérmelo. Y me dije a mi misma: **hoy es el primer día de mi vida**. A partir de hoy comienza mi vida, porque a partir de hoy empiezo a ser feliz. Y voy a hacer todo a mi alcance para poder encontrar mi propia felicidad, más allá del trabajo que esté realizando, más allá de la familia, más allá de la carrera, más allá del estatus, más allá de la pareja.
>
> Nadie en el mundo puede hacerme feliz excepto yo misma. De ahora en más, ésa es mi única tarea y mi única responsabilidad.
>
> Muchas, muchas cosas en nuestra vida nos pueden generar dolor, pero anclarnos en el sufrimiento es una elección.
>
> Entonces, ese día decidí soltar el sufrimiento, vivir el dolor y soltarlo también para empezar a ocuparme por mi propia felicidad. Hoy es el primer día de mi vida. A partir de hoy comienzo a ser feliz.

Con esta historia queremos compartirte una visión de vida. Mariana había estado intentando cumplir con expectativas y creencias ajenas. Y cuando se dio cuenta de que lo único que quería en la vida era ser feliz, todo en su vida se acomodó.

Mariana se dio cuenta de que era mucho más fácil ocuparse de su felicidad que tratar de hacer felices a los demás. Porque no hay forma de hacer felices a los demás. La felicidad es algo que se comparte, no algo que se compra o se alcanza. La felicidad es algo personal, no algo externo.

La felicidad es un estado mental, no una meta a alcanzar.

No hay nada más lindo que ser feliz y que ver que tu entorno familiar se alegre por verte feliz. Esta es la mejor manera de sanar una relación familiar. Esa fue la mejor manera que Mariana encontró para poder hacer realmente algo bonito por su familia. Encontró su felicidad y la pudo compartir con los demás.

La felicidad es un estado mental, no una meta a alcanzar.

EJERCICIO 1

Ahora te proponemos realizar un ejercicio muy profundo: conocer a tu niño interior. Te contamos que el niño interior es aquel que aloja todo el cúmulo de creencias y valores, tanto personales como familiares y trascendentales.

Este ejercicio consiste en buscar una foto de cuando eras un infante. Busca una foto tuya de cuando eras un niño/niña pequeño/a.

¿Por qué hacemos esto? Es importante que tengas la foto tuya de cuando eras pequeño en tus manos y que mires bien tu foto.

¿Podrías enojarte con un niño así? ¿Podrías realmente lastimar a alguien así de pequeño? No, ¿verdad? El problema es que lo haces. Lo hacemos todos y a diario con pensamientos, creencias, diálogos internos con nuestros demonios y lobos malos.

Por eso, al mirar tu fotografía, puedes conocer a la persona que verdaderamente sale herida siempre. Tu niño interior es quien sale herido siempre.

Cada paso que das en este libro te permite darle un poco de amor a ese niñito que llevas y qué ves ahí en la foto.

Cuanto más amor reciba, mejor hará su trabajo de limpiar memorias para crear nuevas creencias, más productivas y más sanas.

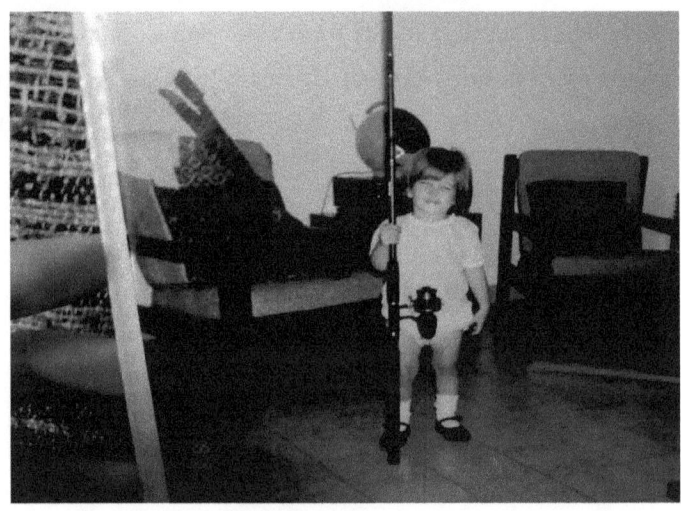

Marianita, con 2 años.

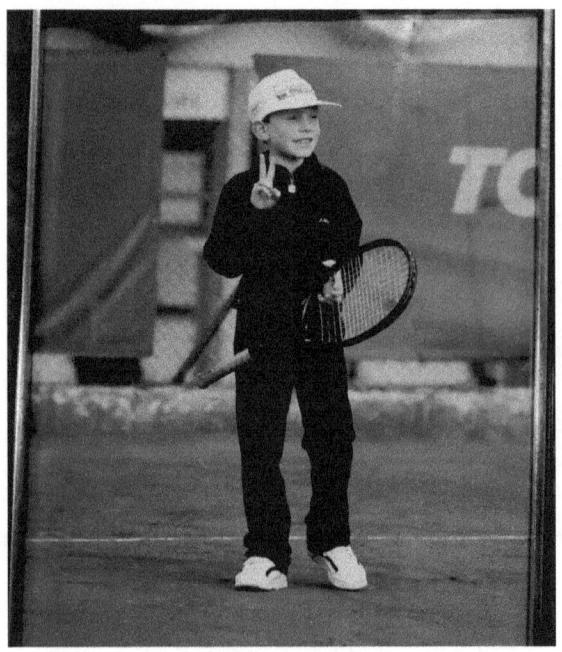

Pablito, con 9 años

EJERCICIO 2

Y aquí va un segundo ejercicio práctico creado por Dean Graziosi, un gran conferencista, emprendedor y autor. Esto es lo que vas a hacer:

Piensa en una afirmación sobre ti mismo. Piensa qué es lo que quieres lograr en tu vida. Escribe esta afirmación de lo que deseas en tu vida en un papel, y luego pregúntate *por qué*.

Mariana, por ejemplo, deseaba ser feliz.

Así que la pregunta sería: "¿por qué deseaba ser feliz?"

Una vez que respondas la pregunta, vuelve a preguntarte: "¿por qué?"

Así, durante siete veces para lograr **siete niveles de profundidad** para llegar a la respuesta más profunda, la que escondes en tu interior.

Mariana llegó a la conclusión de que deseaba ser feliz porque la felicidad era todo lo que anhelaba. Porque no había diplomas, ni certificados, ni parejas, ni trabajo que pudiera definirla como persona. Cuando llegó a esta conclusión, se dio cuenta que tenía valor como persona , nada externo le agregaba valor. Su valor estaba en su interior.

Con este ejercicio de los siete niveles de profundidad te proponemos anotar aquel logro que quieras conseguir en esta vida. ¿Qué es lo que realmente deseas transformar en tu vida? Y pregúntate siete veces *¿por qué?*. Trata de llegar a niveles más profundos de conocimiento.

Por ejemplo, si deseas tener un mejor empleo, pregúntate *por qué*. Quizás quieras un mejor sueldo. ¿Por qué quieres un mejor sueldo? Quizás sientas que no tienes el sueldo que mereces. ¿Por qué piensas que no tienes el sueldo que mereces? Quizás porque sientes que trabajas de más. ¿Por qué sientes que trabajas de más? Quizás sea porque sientes que vales mucho más de lo que te están pagando. Y ¿por qué sientes esto? Quizás sea porque trabajas para ser valorado, pero nadie te valora. Quizás sea porque todavía ni tú mismo te estés dando el valor que realmente mereces. Fíjate cómo se llega tan profundo desde una pregunta. Todo lo que realmente queremos en la vida es ser amados, valorados, respetados.

¿Qué es lo que deseas transformar hoy?

Link ejercicio 7 niveles de profundidad: https://www.marianaypablo.com/tu-verdadero-por-que

Parte 3: Espíritu

Capítulo 7

*El mayor obstáculo para lograr el éxito en lo que soñamos
son las limitaciones programadas en el subconsciente.*
Dr. Bruce Lipton

Comenzamos este capítulo con una historia de una persona extremadamente cálida y generosa, a quien llamaremos "A". En una reunión familiar A hizo referencia de su falta de fe por un motivo específico: las fallas de Dios. La causa de su falta de fé en Dios era simple: explicó que si algo tan importante como la dentadura, indispensable para la supervivencia humana, viene fallada, entonces no puede ser obra de un ser inteligente, consciente, Dios o como uno quiera llamarlo.

Escuchamos atentamente el relato y vimos cómo un razonamiento tan simple puede justificar la falta de fe en un universo inteligente, consciente y creer en el caos.

Según la teoría de A, estamos aquí por pura casualidad y sobrevivimos de suerte. Todo está librado al azar. No hay un orden o una guía, ni mucho menos un ente amoroso que nos cuida. La realidad es que no pudimos evitar sentirnos apenados y extrañados de que este simple detalle puede servir de excusa para vivir en la desconfianza y en la falta de fe.

Cada uno es libre de pensar y sentir lo que quiera respecto a Dios, el Universo, etc.; pero llegar a la conclusión de una falta de Orden por una característica humana, lo consideramos poco oportuna.

Muchas personas piensan que cuando las cosas son distintas a lo que uno piensa o cree que debería ser la vida, entonces hay una falla. Dios se ha equivocado, el universo está en falta.

No puede ser que una persona que tenga dientes chuecos haya sido creada en esta vida para ser feliz. Una persona con dientes torcidos refleja la creencia de que la vida es un caos y que no hay una fuerza creadora y una inteligencia superior que nos mantenga con vida.

Qué increíble, ¿verdad? Pero estos son pensamientos. Eso es lo mágico de todo esto; que estos pensamientos pueden ser propios o no, pero no dejan de ser pensamientos y los pensamientos se pueden cambiar.

El problema con estos pensamientos es que cuando se aferran a una opinión, crean una certeza y dan como resultado una creencia. Estas creencias, de las que ya te hablamos, son las que manifiestan el poder creador de nuestra vida, que crea nuestras experiencias de vida día a día.

Por eso es tan importante observar conscientemente las opiniones que tenemos del mundo. ¿Son reales? ¿Son verdades absolutas? Si no lo son, si hay una ínfima gota de duda, entonces esto quiere decir que muy probablemente esta opinión o este pensamiento no sea real y ni siquiera sea propia.

Es probable que estas críticas hacia la vida ni siquiera nos pertenezcan. Quizás sean más tradición familiar que una certeza propia de algo que sintamos con el corazón. Y esto es lo que vamos a enfocarnos en este capítulo: **las certezas del corazón**, porque muchas veces le damos mucha importancia a nuestra mente, a nuestra parte racional, a la razón.

¿Cómo podría ser que exista un Dios si hay personas con dientes torcidos?

A ciertas personas les parece increíble la posibilidad de que exista un Dios, de que exista una fuerza, una conciencia pura y creadora de toda la materia, cuando hay personas que tienen dientes torcidos. Para muchas personas el desorden o el caos no debería existir. En el ámbito laboral, el desorden o el caos también son tomadas como pecados capitales.

Es muy difícil poder vivir y convivir en un mundo de forma amorosa si no somos capaces de aceptar las distintas percepciones de la realidad.

Antes, hablamos de la importancia del fuego transformador que se refleja en nuestro sentido de la vista. Entendamos que **cada vez que vemos algo a nuestro alrededor lo estamos transformando y nos está transformando a nosotros también.**

La imagen mental que tenemos de la vida no representa la vida en sí, no es lo real, sino una expectativa, es lo que pensamos que debería ser, es lo que suponemos que la vida es porque se basa en un juego de valores, creencias, pensamientos, y tradiciones que poco tienen que ver con la vida real y mucho tienen que ver con lo que esperamos de la vida.

¿Eres una persona espiritual? ¿Sientes conexión con tu mundo espiritual? Esto no tiene que ver con la religión que profeses. Lo importante es entender que toda la fuerza creadora del universo lo único que desea es *nuestra felicidad*. Tener un mundo espiritual implica *confiar en la vida* y no tanto desde la mente, sino desde el corazón. De la misma manera, cualquier transformación profunda en tu vida no debe pasar solo por la mente, sino también por tu corazón.

Es muy difícil poder vivir y convivir en un mundo de forma amorosa si no somos capaces de aceptar las distintas percepciones de la realidad.

Muchas veces, cuando hacemos un cambio en nuestra vida, como comenzar una nueva alimentación o realizar una nueva actividad, esperamos que el entorno nos acompañe. Pero en realidad esto no funciona así.

Una clave esencial del bienestar y la sanación es **soltar las expectativas** y hay muchos motivos por los cuales **las expectativas son más dañinas que bondadosas** con nosotros. Por un lado, tener demasiadas expectativas nos encierra en lo que deseamos que suceda, en el pensamiento, en el mundo mental.

Tener expectativas no está mal, pero es importante entender y aprender a darnos cuenta que debemos dejarlas ir.

Por ejemplo, podemos desear comprar la casa de nuestros sueños o que nos feliciten por la presentación que realizamos en nuestro trabajo, o que nuestro hijo tenga una buena nota en el examen que dio en el colegio. Pero si nos aferramos a estos deseos, ya no son solo deseos, sino que son expectativas, anhelos fuertes de vivir esa realidad que imaginamos. Esto puede causarnos un gran daño, porque no nos permite aceptar la realidad tal como es, sino que nos deja en un estado de frustración si las cosas no se dan como las hemos imaginado en nuestra mente.

Como explica el Dr. Deepak Chopra en su gran libro *"Las Siete Leyes Espirituales del Éxito"*, hay dos leyes importantísimas que debemos respetar si queremos vivir en armonía con el universo y que se aplican a lo que aquí estamos desarrollando. Una es la **ley del desapego**, la otra la vamos a dejar como sorpresa y la vamos a guardar para más adelante.

La ley del desapego se basa en la creencia de que para lograr cualquier cosa que deseamos en la vida es necesario **renunciar al apego** que tenemos por ésta. ¿Por qué? Porque apegarnos a nuestros deseos **genera miedo e inseguridad** en nuestro interior.

Cuando renunciamos al apego por nuestro deseo, lo dejamos libre y nos conectamos con la confianza y con el verdadero poder de creación ilimitado del universo.

Cuando nos aferramos a nuestras expectativas, deseando que las cosas se den como nosotros queremos y que el otro actúe de la forma en que nosotros creemos que es la adecuada, estamos quebrantando esta ley porque no permitimos que la vida se manifieste de forma natural, sino que **deseamos controlar** los sucesos de nuestra vida.

Y aquí hay una fórmula mágica que queremos compartirte: **la felicidad es proporcional a nuestro nivel de aceptación e inversamente proporcional a nuestras expectativas**. Con esto queremos decir que la aceptación nos brinda libertad para vivir la vida tal cual es: perfecta.

Las expectativas, por el contrario, son anticipaciones basadas en conceptos objetivos y subjetivos de nuestra mente y nos atan a una realidad ficticia.

Heartfulness, corazón pleno

Una corriente que se ha hecho muy conocida en este tiempo es la llamada *mindfulness*, traducida como "atención plena". Esta técnica de meditación se centra en poner la atención en el presente, observando lo que sucede con interés, curiosidad y aceptación. Aquí no entra el juicio ni la crítica, sino que entra la admiración de lo que vivimos, como cuando éramos niños y mirábamos el mundo a nuestro alrededor, sintiendo que todo era nuevo, brillante, lleno de vida, de misterios por resolver y desafíos por conquistar.

La felicidad es proporcional a nuestro nivel de aceptación e inversamente proporcional a nuestras expectativas.

Cuando crecemos y llegamos a la adultez, vamos dejando esta mirada curiosa ante la vida para convertirla en una mirada más discriminante, crítica y llena de juicios. Calificamos la realidad entre lo que está bien y lo que está mal según nuestro sistema de creencias y valores, y descartamos aquellas cosas que no se adaptan a nuestros deseos o intereses.

Y de esta manera **nos separamos del mundo**. "Yo quiero y creo esto y nada más." Este pensamiento, que se manifiesta desde nuestra mente subconsciente, desde nuestro niño interior, nos separa del entorno. Pensamos: *"Yo soy esto y el resto es otra cosa"*. Vivimos una lucha constante entre nuestro mundo interior y el mundo interior de los demás, que nos resulta extraño y ajeno a nosotros. Lo más grave de esto es que comenzamos inconscientemente a pasar más tiempo en nuestro interior que en el exterior, aislándonos de la realidad. Pasamos a vivir en nuestra mente, donde todo es controlado, ordenado, ajustado a nuestros gustos y deseos.

A este proceso se lo llama **neurosis de fuga** y sucede cuando nos desconectamos de la realidad pensando en hechos del pasado o del futuro, sin prestar atención a lo que estamos viviendo en el momento presente.

No te asustes, esto es completamente normal y sucede todos los días porque tenemos miedo a que algo que nos sucedió nos vuelva a suceder, a algún problema que hayamos tenido en el trabajo. Por ejemplo, no queremos que se vuelva a repetir. Quizá sentimos que hemos decepcionado a nuestro jefe o nuestros compañeros de trabajo. Quizá sentimos que hemos fallado y que somos fracasados. Este miedo constante a no repetir un dolor del pasado nos mantiene en el pasado y no nos permite estar conectados en el momento presente

De la misma manera, ¿cuántas veces hemos tenido miedo de arriesgarnos a conocer a una persona y comenzar una nueva relación por miedo a repetir la mala experiencia del pasado? ¿Cuántas personas han dicho que *"todos los hombres son iguales"* o que *"todas las mujeres son iguales"*? ¿Cuántas veces nos encontramos en el presente repitiendo historias del pasado? ¿Cuántas veces pensamos que todas las personas son iguales a la persona que nos dañó en un momento pasado? Incluso imaginamos que esta persona completamente nueva, completamente extraña, va a lastimarnos igual que lo hizo una persona anterior.

La mente da un paso hacia el futuro imaginando fantasías, creando mundos irreales de lo mal que la vamos a pasar. Esto es algo completamente normal. Es un proceso por el que todos pasamos y sobre todo en los momentos más importantes de nuestra vida.

Pongamos como ejemplo un embarazo. Un embarazo lleva nueve meses de gestación. En estos nueve meses, más allá de los controles médicos y de las ecografías, no tenemos una certeza exacta de qué es lo que está pasando en nuestro interior. Entonces, se activa la mente creadora de miedos y ansiedades.

"Cuidado, no comas esto de más que podés hacerle daño al bebé". "Ojo, no hagas este ejercicio que puedes estar lastimando a tu bebé". "¡Cuidado! No sabes si el bebé la está pasando mal". "Quizás está sufriendo en tu interior y tú no te has dado cuenta".

Todos estos pensamientos no son más que pensamientos y se susurran en nuestro interior por estas voces que llamamos demonios interiores. Es este el lobo maligno que estamos alimentando con negatividad, con duda y con miedo. Es importante recordar que el miedo es el opuesto al amor, no al odio.

El amor es una energía que permite transformación y cambio. El miedo es una energía que genera estancamiento y parálisis. El miedo no nos permite crecer. El miedo nos deja anclados en un estado de total inmadurez e involución, mientras que el amor es la energía que nos permite dar el salto de fe, arriesgarnos a la vida, tomar ese desafío, conquistar nuestros miedos, conquistar todos los objetivos y llegar a la cima de todos nuestros sueños.

La neurosis de fuga genera **una desconexión entre nuestra mente y nuestro corazón.**

El amor es una energía que permite transformación y cambio. El miedo es una energía que genera estancamiento y parálisis.

Este es el mayor desafío: encontrar un balance entre lo que vivimos, sentimos y experimentamos contra lo que pensamos. Por este motivo, la clave para superar esta desconexión es el **corazón pleno**, que significa no solamente llevar la mente, sino también el corazón al momento presente, logrando una conexión entre ambos.

Al final de este capítulo vamos a compartirte un ejercicio muy sencillo, pero a la vez muy profundo y efectivo para lograr una **coherencia entre tu mente y tu corazón**. Para lograr mantener estas dos energías, estos dos mundos internos, el de la intuición y el de la racionalización en concordancia, manteniéndolos de la mano, no controlando uno al otro, sino yendo juntos en este camino de vida.

Pero antes de compartirte este ejercicio, queremos regalarte siete principios para transformar tu vida. Estos siete principios son tomados de los 14 principios fundamentales de transformación interna de la *Filosofía Huna*, la madre del Ho'oponopono.

La filosofía Huna es una antiquísima forma de vida que conecta nuestro ser con el ser de la naturaleza y el universo en total concordancia, sin críticas, sin juicios, poniendo nuestra mirada atenta al momento presente. Esta filosofía nació hace más de cinco mil años en la Polinesia y hoy tomamos todos sus principios y leyes universales utilizando la técnica de **Ho'oponopono**. Estos siete principios te van a ayudar a transformar tu vida porque van a ayudarte a enraizarte al momento presente y a conectarte con todo *tu poder interior*.

Primer principio
Ike: el mundo es lo que piensas que es.

Este principio - en hawaiano: Ike - nos permite darnos cuenta de que el mundo es como nosotros somos, no como realmente es. **El mundo es lo que somos**. Si yo creo que la vida es dura, difícil y complicada, eso es lo que voy a estar manifestando en mi vida. Si yo siento que la vida es fácil, que todo se me da con facilidad de forma simple, que todo en la vida me llega de forma natural y fluida, entonces eso es lo que voy a estar experimentando. La vida es lo que creas que es y se adapta a tu sistema de creencias, a tus valores y pensamientos.

Segundo principio

Kala: no hay límites.

Esto ya lo has escuchado, pero vamos a repetirlo: Eres un ser ilimitado. Eso significa que **no hay límites para lo que deseas ser o hacer en esta vida.** Los únicos límites te los pones tú. Tú eres la única persona que te limita y que pone un techo a tus deseos y tus sueños. Pero la vida no tiene límites.

Eso quiere decir que puedes ser y hacer lo que tu corazón te diga. Así que piénsalo por un momento. Eres un ser ilimitado. ¿Qué te gustaría hacer de tu vida hoy?

Tercer principio

Makia: la energía fluye donde va tu atención.

Nuestra atención es muy poderosa. Vamos a darte un ejemplo muy práctico. Imagina que estás parado en un cuarto oscuro, completamente en oscuridad. Pero en tu mano derecha sostienes una linterna y la prendes para poder ver qué hay en ese cuarto. El único problema es que sólo puedes ver lo que enfocas con tu linterna. No puedes observar todo lo que hay en el cuarto, sino que lo único que vas a poder ver es aquello que estás enfocando con la luz de tu linterna.

Así se manifiesta la vida. Nosotros vemos aquello en lo que nos enfocamos. Pero todo lo demás nos queda en completa oscuridad, así como en este cuarto oscuro. Si nosotros nos enfocamos en pensar y creer que la vida es dura, difícil, que nuestra economía está siempre dañada, que el trabajo es duro, que nadie nos valora, que todo el trabajo que hacemos está desvalorizado, entonces eso es lo que vamos a estar viendo del mundo. Y eso es lo que vamos a estar manifestando en nuestra vida constantemente.

Lo único que tienes que hacer para cambiar tu vida, transformarla, es cambiar la posición de la linterna. Enfoca hacia otra parte de este cuarto oscuro para poder ver un poco más allá, para poder ver la realidad tal cual es.

Hay mucho más dentro de nosotros de lo que estamos viendo; eres un ser ilimitado. No tienes límites. Entonces, ¿Por qué sientes que tu vida es limitada? ¿Por qué sientes que tu recurso es limitado? ¿Por qué sientes que tu salud es limitada, que tu cuerpo está limitado, que tienes fallas, que hay cosas rotas dentro de ti? No hay nada roto dentro de ti. Esos son pensamientos incorrectos que se deben corregir

Cuarto principio
<u>Manawa</u>: Ahora es el momento de poder.
Este es uno de nuestros principios favoritos. No importa lo que hayas pasado o pensado en el pasado; no importa si hasta el día de ayer o hasta hace cinco minutos pensabas que eras una persona fracasada, o que tus finanzas estaban insalvables, o que tu cuerpo estaba corrupto, o que quizás no estabas conectado/a con tu mundo espiritual, o que quizás tu familia era una familia disfuncional.

Eso se corta ahora porque ahora es el momento de poder. **No hay momento más poderoso que aquí y ahora.** Y esto significa que en este preciso momento tienes todo el poder para poder transformar tu vida. ¿Quieres una familia armoniosa, saludable? La tienes ¿Quieres un cuerpo perfecto? ¿Una salud perfecta? Ya los tienes. ¿Quieres una economía sana? Ya la tienes. A partir de hoy comienzas a utilizar toda tu energía y tu enfoque en aquello que realmente deseas. Recuerda, eres un ser ilimitado y el momento de poder es ahora.

Quinto principio
<u>Aloha</u>: Amar es ser feliz con
Este principio, el principio del Aloha, tiene que ver con el amor y la expresión de felicidad con -y el resto de la oración la completas tú-. Puedes

ser feliz con alguien; puedes ser feliz contigo mismo, como en la historia de Mariana; Puedes estar feliz por ser la persona que eres, por descubrir lo que estás descubriendo en este momento de tu vida, por conectarte nuevamente con tu salud, por conectarte con tu mundo espiritual, con tu lado más profundo. Cualquiera sea la razón, puedes encontrarte feliz y amar esa felicidad que hay en ti.

Sexto principio
Mana: **todo el poder viene de adentro**

Este es otro principio que nos encanta. Es importante que entiendas que la luz está dentro de ti. Volvamos al ejemplo del cuarto oscuro. ¿Quién tiene la linterna para iluminar la oscuridad? La tienes tú, en tu mano derecha. Todo el poder para transformar tu vida viene de dentro de ti.

Hemos hablado del poder del niño interior. Hemos hablado del autodescubrimiento en las energías de tu cuerpo físico. También hemos hablado del poder de las creencias y los pensamientos. Como ves, todo está dentro de ti y tienes todo el poder para cambiar aquello que en tu vida sientes que te está dañando, causando malestar o incluso dañando, causando malestar a las personas que amas. Todo lo que necesitas es darte cuenta de que todo este poder te pertenece. Es tuyo, está aquí y es ahora

Séptimo y último principio
Pono: **La eficacia es la medida de la verdad.**

Esto quiere decir que para entender la verdad debemos ser eficaces. Si queremos vivir una verdad que sea abundante, entonces debemos ser seres abundantes. Debe haber **coherencia** en nuestro interior.

Si queremos una vida saludable, entonces a partir de hoy tu conciencia tiene que estar en una alimentación saludable, en emociones saludables. Porque de nada sirve tener el deseo, pero no accionar para poder convertir ese deseo en realidad. Recuerda, el deseo solo no sirve porque se convierte en expectativa que muchas veces es incongruente con nuestra realidad. No sirve solo desear estar bien. Debemos accionar. Debemos ser eficaces en poner este deseo en marcha para que el universo lo manifieste de forma perfecta en el momento perfecto.

¿Quieres vivir de verdad tu transformación completa? Entonces empieza por tratarte de forma perfecta, por tratarte con verdad, con amor, por ser amoroso contigo mismo, con tu cuerpo, por entender que todo el poder ya lo tienes. Tienes la capacidad para ser feliz, para transformar tu vida, para tener una familia sana, para disfrutar de tu familia en vez de padecerla, para disfrutar de tu trabajo en vez de sufrirlo, para disfrutar de tus finanzas y disfrutar de lo que eso trae a tu vida, para entender que eres una persona completamente abundante y plena. Pero para empezar, necesita coherencia. El deseo solo no nos sirve.

Queremos que tengas estos siete principios como estandarte a partir de hoy. El mundo es lo que tú decides. Eres un ser ilimitado. Toda tu energía fluye allí a donde la quieres. Aquí y ahora. En tu felicidad encuentras el amor. Todo tu poder ya lo tienes, está en tu interior y a medida en que acciones esto se va a convertir en una pura verdad, en parte de tu realidad.

Tu intuición es aquella que te guía más allá de la razón, de los pensamientos, de las expectativas. **Tu parte más intuitiva, tu parte más profunda**, es aquella que te guía en los pasos correctos para dar en la vida, aquella que te muestra que todo está bien, que no debes tener miedo, que la vida está llena de desafíos, pero que tienes todo el poder para alcanzarlos, para combatir los miedos y para lograr todo lo que te propongas.

Has venido para ser feliz y eres un ser ilimitado; aprovéchalo.

EJERCICIO

Vamos a compartirte ahora el ejercicio de la **coherencia cardíaca** y primero vamos a contarte algo que quizás no sepas, pero que ya es una certeza científicamente comprobada.

El cerebro y el corazón están ligados a través del sistema nervioso periférico y con esto damos fin a la eterna batalla de antaño entre cerebro y corazón. Ahora que sabemos esta realidad, lo único que resta es hacerlos trabajar de manera coordinada y armónica. ¿Cómo lograrlo? Muy sencillo.

Esta técnica que te compartimos a continuación la hemos aprendido de una maestra y amiga especialista en medicina china y neuroplasticidad, y también es una variante de uno de los ejercicios que recomienda el gran **Dr. Gregg Braden** y que fue diseñado por HeartMath, una organización dedicada a estudiar el poder y la inteligencia del corazón.

Comencemos:

Paso 1: Tómate al menos 10 minutos de tu tiempo y elige un lugar o espacio donde puedas estar en silencio sin ser molestado o molestada. Apaga todos los aparatos electrónicos que tengas cerca, así que apaga el celular y siéntate de forma cómoda, procurando mantener la espalda recta y la columna alineada.

Paso 2: Cierra los ojos y sonríe de la manera más pronunciada que puedas. Importante no dejes caer la sonrisa. Es vital mantener la sonrisa a lo largo de todo el ejercicio. Si notas que tu sonrisa se cae, inmediatamente, vuelve a sonreír.

Paso 3: Respira inhalando y exhalando suavemente por la nariz de forma natural y profunda con el menor esfuerzo posible. Hazlo durante unos segundos y lo que harás a continuación es visualizar y sentir el aire que entra y sale por el corazón.

Esta parte del ejercicio puede resultar confusa o compleja, pero a medida que lo practiques verás como te sale con mayor naturalidad. La práctica hace al maestro.

Paso 4: A continuación manteniendo la sonrisa y sintiendo que el aire que ingresa y egresa del corazón, vas a conectarte con la gratitud, agradeciendo algo que tengas, algo que te haya sucedido o algo que consideres importante en tu vida; o si lo prefieres, puedes conectarte directamente con la energía de la gratitud.

Paso 5: Manteniendo tu sonrisa y teniendo presente el sentimiento de gratitud, continuarás respirando durante al menos 5 minutos. Una vez finalizado este tiempo puedes abrir los ojos y conectarte con el momento presente. Volviendo a llevar la respiración a tu nariz.

¿Cómo sientes tu corazón? ¿Cómo sientes tus emociones?

LINK EJERCICIO COHERENCIA CARDÍACA:

https://www.marianaypablo.com/coherencia-cardiaca-ejercicio

Capítulo 8

El perdón es para ti porque te libera. Te permite salir
de la prisión en la que te encuentras.
Louise Hay

El perdón es el punto culmine de la *aceptación*. Es un punto y aparte, es dar vuelta la página. El perdón es aprendizaje aprendido. Es la acción y el resultado, es un camino y es el destino.

Perdonar es integrar todas tus partes y abrazarlas. Perdonar es soltar porque ya no nos sirve. **Perdonar es una despedida que no duele.** Perdonar es llegar a casa y quitarnos los zapatos para caminar descalzos y cómodos. El perdón no es una muestra de superioridad ante alguien que nos está lastimando, sino un acto de amor y trascendencia.

¿Alguna vez has escuchado la frase *"perdono pero no olvido"*?

Nosotros la hemos escuchado muchas veces a lo largo de nuestra vida, sobre todo de parte de nuestras abuelas. Esta, quizás, es una de las peores frases de la humanidad. Esta frase dice que siempre tenemos que estar expectantes, mirando sobre nuestro hombro, esperando al próximo agravio, sabiendo que tarde o temprano tendremos razón.

Te perdono, pero no olvido. Es una frase de nuestro ego basada en el miedo y la inseguridad, en creencias limitantes y en la desconfianza total de nuestra evolución.

Otra frase nefasta es *"mejor malo conocido que bueno por conocer"*. ¿Encuentras similitudes entre ambas? **El no trascender una situación de dolor nos ancla en el sufrimiento.**

Recuerda la frase *"El dolor es inevitable, pero el sufrimiento es opcional"*. El sufrimiento es una elección, nos condena a vivir desde el pasado por miedo a repetirlo en el futuro. Esta frase se le atribuye a Buda. El maestro explicaba que la vida es como ir navegando en una balsa, sobre un pequeño arroyo, y de vez en cuando tocar una orilla y la otra. Una orilla representa el dolor y la otra el placer. Si nos estancamos en el dolor, generamos sufrimiento, y si nos estancamos en el placer, generamos adicción.

La vida, entonces, es una gran aventura que debe ser vivida de forma plena, sin arriesgarnos a experiencias seguras o ya vividas, por miedo a la incertidumbre de lo que vendrá y de lo desconocido.

Muchas veces no perdonamos a una persona porque queremos tener la razón. Demostrar que estábamos en lo correcto, que nuestra verdad era la verdad absoluta y la única verdad posible.

Vamos a hacer un ejercicio muy simple. En este momento, coloca tu mano derecha sobre el corazón y pregúntate: en una situación de dolor, en una situación de conflicto o mucho estrés, ¿prefieres tener la razón? ¿O prefieres ser feliz? Nunca vas a lograr que el otro piense igual que tú. Y eso, en lugar de ser una frustración, debería ser un motivo de agradecimiento.

¡Qué bueno que todos pensemos diferente! En la diversidad está el conocimiento, la sabiduría y el verdadero aprendizaje que nos lleva a la reflexión, al entendimiento y finalmente, a la evolución.

Somos seres vinculares y cada conflicto, ya sea en el ámbito del trabajo, con una pareja o con tus hijos, debería alegrarte, porque te estás dando cuenta de que todos tenemos miradas distintas de la vida, que todos logramos conectarnos con el amor de formas distintas. Cada uno de nosotros se conecta con su niño interior, con sus valores, sus creencias, su modo de expresar el amor. Entonces, en la diversidad está el disfrute, está la verdadera felicidad de poder encontrar los aprendizajes de forma amorosa, entendiendo que *cada uno de nosotros vino a aprender algo en particular.*

Te perdono de verdad

Hay una frase increíble que nos ha acompañado durante años y siempre nos ha servido en momentos de crisis y conflictos, sobre todo familiares y algunas que otras veces en el ámbito laboral; pertenece a la gran escritora Louise Hay, y dice así: *"Te perdono por no ser lo que yo quería que fueras. Te perdono y te dejo en libertad y me libero yo también".*

La verdad es que después de tantos años, la última oración creo que la hemos agregado nosotros. Pero eso no importa. Lo que importa es la profundidad del concepto del perdón que se logra en esta frase tan corta y tan poderosa.

Según Louise Hay, **el perdón es un acto de libertad**. Permite soltar aquello que tenemos bien aferrado en nuestro corazón y que nos negamos a dejar ir.

Otro concepto muy interesante es la relación entre el perdón y las expectativas. Cuando decimos: *"te perdono por no ser lo que yo quería que fueras"*, nos damos cuenta de que muchas veces nos enojamos con personas o nos ofendemos con sus conductas, porque no era lo que imaginábamos o deseábamos que hicieran.

Cuando usamos esta frase de Louise, llevamos a la conciencia que no somos responsables ni podemos controlar los comportamientos ajenos. Perdonamos aquella parte de nosotros que deseaba tener ese control. Perdonamos esa imagen irreal de la otra persona que habíamos creado en nuestra mente, con la respuesta ideal que deseábamos escuchar. Y al hacerlo, soltamos las fantasías mentales con el perdón, **liberando tanto al otro como a nosotros mismos**

Vamos a hablar un poco más del perdón, con una historia real y que conecta con el Ho'oponopono. El Ho'oponopono que hoy se ha hecho conocido y popular, es en realidad una versión especial creada por una de las últimas maestras en filosofía Huna **Morrnah Nalamaku Simeona.** Esta **Kahuna** -título que se da en Hawái a un sacerdote, maestro o consejero-, solía asistir a los conflictos de las personas para guiarlas en un proceso de sanación, pero luego de un tiempo, decide crear el método de auto-identidad a través de Ho'oponopono.

Este método propone que cada uno de nosotros somos dueños de nuestra vida y no necesitamos de ningún guía, chamán o maestro para lograr la sanación interior, sino sólo el conocimiento de la técnica para comenzar el proceso de curación de nuestro niño interior y de conexión con nuestro *ser superior* para borrar las memorias limitantes que crean momentos de infelicidad en nuestra vida.

El famoso Dr. Ihaleakala Hew Len, conoce a Morrnah en uno de sus seminarios. Quizás ya has escuchado esta historia, pero es realmente increíble. Si es así, te proponemos volver a conectarte con ella para vivirla desde un nuevo lugar en tu interior. Si es la primera vez que la vas a escuchar, entonces prepárate para sorprenderte.

El Dr. Hew Len no era muy creyente de la técnica que proponía Morrnah y ha confesado que tuvo que asistir muchísimas veces a sus seminarios para poder entenderla. Lo increíble de esto es la experiencia personal del Dr. Len en su vida cotidiana. Él contó que comenzó a trabajar en un hospital neuropsiquiátrico que no tenía muy buena fama. Los pacientes solían ser muy violentos y los empleados del lugar nunca duraban demasiado debido al estrés de trabajar en un lugar así. ¿Te ha pasado alguna vez de trabajar en un lugar que te generaba mucho estrés?

Hew Len decidió hacer una práctica especial durante las horas de su trabajo. Se encerraba en una oficina del hospital durante horas con los informes de todos los pacientes del hospital y los observaba. Luego, utilizaba una oración especial con cada uno.

Esto hacía durante las horas de trabajo, todos los días. Al cabo de un tiempo, los pacientes comenzaron a mostrar mejoras, reduciendo la medicación e incluso recibiendo el alta y abandonando el neuropsiquiátrico. Incluso los empleados, enfermeras y médicos comentaban que estaban a gusto trabajando ahí y mantenían sus puestos de trabajo. Al poco tiempo el hospital debió cerrar, ya que todos sus pacientes habían mejorado.

Y aquí viene la pregunta del millón de dólares: ¿Qué es lo que había hecho realmente el Dr. Hew Len para sanar a los pacientes? ¿Cómo es que sanaron milagrosamente? La respuesta que él dio fue muy sencilla.

Él comentó: "*Yo simplemente sané en mí lo que estaba generando estas situaciones en los pacientes. Yo solo me sentaba en mi despacho a observar a cada paciente y a sanar lo que había en mi interior, que había dado como resultado esta realidad que el paciente estaba viviendo*".

¿Suena a magia o a locura? Lo mágico, en realidad, es que esto fue así. Ho'oponopono trabaja sobre las creencias que almacenamos desde nuestra infancia. Las cosas que tomamos como verdades son en realidad pensamientos y creencias. Y como dice Louise Hay, cualquier pensamiento se puede modificar.

El único problema es el peso que le damos a los pensamientos. Ese peso es lo que le da poder a cualquier pensamiento que aparezca en nuestra mente. "Si mi mamá lo dice, tiene que ser cierto", quizás hemos pensado alguna vez. Así que aunque mamá diga un completo disparate, si siendo niños lo escuchamos el tiempo suficiente, esto que oímos se convierte en una creencia. Y esta creencia es la lente por la cual miraremos el mundo, es la linterna con la cual iluminar. Creamos nuestro cuarto oscuro y todo lo que hay en él con nuestros pensamientos. Por eso es tan importante poder observar los pensamientos que tenemos.

El 95% de estos pensamientos ni siquiera son nuestros, sino que son una repetición de los pensamientos que tuvimos el día de ayer y antes de ayer y antes antes de ayer, y que en realidad hemos escuchado de algún familiar, o en el trabajo, o en algún medio de comunicación

Es fundamental entender que el juicio, la crítica y la culpa no llevan a nada. Lo único que podemos hacer realmente es **liberarnos de la carga que estas emociones nos generan, siendo más compasivos con nosotros mismos.**

Por eso todo comienza con el perdón. ¿Cuántas veces nos hemos juzgado por algo que hemos dicho o hecho? ¿Y cuántos de esos momentos de culpa, humillación o vergüenza hemos podido soltar a lo largo de los años? ¿Muy pocos, verdad? Esto sucede porque no solemos perdonarnos. Es más fácil perdonar afuera que perdonar adentro. Y este no es un perdón verdadero.

Ahora vamos a compartirte una historia muy particular de una alumna que nos ha dado el permiso de compartirla contigo en este libro.

La Historia de María

María solía contarnos la increíble persona que era su padre y lo difícil que era su madre. A su padre todo el mundo lo adoraba y a su madre pocas personas podían tratarla. Su padre siempre le decía que ella era la mejor en todo y que podía lograr lo que quisiera. Su madre, por el contrario, le repetía lo mala que era y los errores que cometía constantemente. Nada era suficiente. Nada era correcto. Además, su madre era sumamente estricta al punto de recurrir a la violencia física e impartiendo miedo.

> *María nos contó que cuando fue madre decidió hacer con sus hijos todo lo opuesto de lo que su madre había hecho con ella. El resultado de esta decisión no fue la ideal, ya que jamás pudo ponerle límites sanos a sus hijos, permitiéndoles realizar lo que quisieran por miedo a ser odiada por sus hijos; quizás de la misma manera que ella odió alguna vez a su madre.*
>
> *Lo interesante de este relato, y lo que más llamó nuestra atención, es que en lugar de emular los pasos de su padre, a quien ella admiraba profundamente, prefirió ser lo opuesto de lo que su madre había sido con ella.*

Los extremos nunca son saludables.

Debemos observar nuestras experiencias de forma íntegra para poder ser conscientes de lo que hemos vivido y de lo que elegimos guardar en nuestro interior y reciclar para no volver a experimentar.

Cuando crecemos, tendemos a recrear el ambiente emocional de nuestro hogar de la infancia, y también tendemos a reproducir en nuestras relaciones personales las que vivimos con nuestros padres.

Cuando crecemos, tendemos a recrear el ambiente emocional de nuestro hogar de la infancia.

EJERCICIO

Vamos a acompañarte en un pequeño ejercicio de reflexión para poder sacar a la luz la esencia de tus padres que guardas en tu interior. Es importante que entiendas que esto que sientes de ellos no son tus padres en realidad, sino tu percepción de ellos.

Cada uno de nosotros, con su energía particular, percibe la realidad con ojos diferentes, con corazones diferentes.

Es importante ver qué hay en nuestro interior más allá de la verdad subjetiva. Buscamos ver cómo hemos almacenado las experiencias en nuestro subconsciente, qué le hemos contado a nuestro niño interior.

Aquí no vamos a juzgar a tus padres, sino a revelar la imagen que tú mismo/a has creado de ellos en tu interior. Te compartiremos una serie de preguntas que nos gustaría que pudieras responder de la forma más honesta posible. Puedes tomarte todo el tiempo que necesites, pero es importante que las respondas.

También puedes individualizar las respuestas expresando cómo eran cada uno de tus padres. Si tienes hermanos, pueden responderlas individualmente y luego comparar las respuestas. Seguramente se llevarán una gran sorpresa. Recuerda, aquí no estamos juzgando ni emitiendo crítica, sino ayudándote a aliviar una gran carga.

Todas las preguntas aparecen en tiempo pasado. Puedes responderlas de igual manera, pensando en tu pasado o también en tiempo presente, describiendo tu situación actual con tus padres.

1. ¿Cuál es el primer recuerdo que te viene a la mente cuando piensas en tu padre?
2. ¿Qué adjetivo usarías para describir a tus padres? Recuerda que puedes individualizar. *Por ejemplo: mamá era tranquila y papá era distante.*
3. ¿Tus padres eran permisivos o muy estrictos?
4. ¿Cómo era su humor?
5. ¿Sentías que podías contar con ellos, contarles tus problemas?
6. ¿Te sentías acompañado/a?
7. ¿Solías sentirte protegido estando con tus padres?
8. ¿Cuándo has sentido miedo relacionado a tus padres?
9. ¿Sentías que tus padres te juzgaban o te criticaban por lo que hacías?
10. ¿Te apoyaban en tus decisiones?

11. ¿Cómo era la relación, los sentías cercanos, distantes, fáciles de tratar o de carácter impenetrable?
12. ¿Admirabas a tus padres?
13. Si tuvieses que elegir una emoción que te generaban tus padres (ira, emoción, vergüenza, etc.), ¿cuál sería?

Luego de tomarte el tiempo de responder estas preguntas, te proponemos lo siguiente:

Vamos a sanar tu interior. Revisa las respuestas que has escrito y responde esta última pregunta: ¿Sientes que alguna de estas características las tienes en ti hoy en día, es de esta misma manera en que tratas a tus hijos o te tratas a ti mismo/a?

Si has respondido con honestidad, muy probablemente encuentres puntos de inflexión, puntos en común entre tus padres y tu forma de relacionarte. Esto no es casual. La forma en la que nos han criado ha formado una programación que venimos repitiendo y repitiendo y repitiendo año tras año.

La mejor manera de reprogramarnos es primero tomar conciencia de que esta programación se encuentra en nuestro interior.

Capítulo 9

La forma más elevada de inteligencia humana es la capacidad de observar sin juzgar.
Jiddu Krishnamurti

¿Alguna vez has sentido que tenías ganas de tirar tu carrera por la borda y comenzar un nuevo trabajo? ¿Alguna vez has pensado en darle un vuelco a tu vida y, por ejemplo, irte a otro país y comenzar una vida nueva en un lugar nuevo, con un trabajo nuevo? ¿Alguna vez has pensado que no estás en la relación adecuada? ¿O que tu relación amorosa no va a ninguna parte?

Todo esto es completamente normal. Es importante que lo sepas.

La mente, como dijimos, crea sus expectativas y frente a la incertidumbre de la vida, a las cosas nuevas, a los conflictos o las dificultades, prefiere hacer borrón y cuenta nueva y volver a crear todo como lo desea. Tal y como nos parece que es perfecto para nosotros.

Pero allí está el secreto: entender que **la incertidumbre es parte de la magia** y que en realidad no hace falta mudarse de país o cambiar de carrera, sino conectarnos con el presente, entendiendo que tenemos todo para ser felices.

Y aquí hay una clave que vamos a compartirte y que es de suma importancia que pongas en práctica. Es un gran poder y es muy efectivo. Es el poder de la **bendición**.

Quizás pienses que la bendición solo se conecta con un mundo religioso o con una práctica religiosa, pero en realidad la bendición es *mucho más antigua* incluso que cualquier religión. La bendición es un poder mágico que nos permite conectarnos con todo lo que tenemos para disfrutar y abre las puertas a toda manifestación de la creación.

Muchas personas creen erróneamente que la bendición o bendecir está únicamente asociada a la práctica religiosa. Curiosamente, hace poco, al finalizar un podcast que realizamos con una especialista, ésta nos preguntó por qué habíamos utilizado la palabra "bendiciones" al finalizar la grabación. Ella se preocupó, ya que pensó que los oyentes se molestarían al interpretar esta palabra como algo exclusivamente asociada a la religión. Bendecir algo o a alguien no tiene que ver con una práctica religiosa, sino con una conexión profunda con los momentos vividos. Por lo tanto, tú también puedes utilizar la bendición como lo que verdaderamente es: una llave para manifestar todo lo que desees.

La bendición es un poder mágico que nos permite conectarnos con todo lo que tenemos para disfrutar y abre las puertas a toda manifestación de la creación.

Etimológicamente, la palabra bendecir viene del latín *benedicere* y significa "*invocar o pedir la protección* a favor de una persona, una situación, una cosa, etc". Esta palabra se compone de *bene* que significa "bien" y *dicere*, "decir".

Bendecir significa literalmente "bien decir", decir el bien, lo opuesto a maldecir. Cuando maldecimos, quizás en un momento de ira, enojo, frustración, hartazgo, lo que estamos haciendo es justamente lo mismo, pero en detrimento nuestro. Estamos invocando energías de baja vibración a nuestra vida. Lo que atraemos ya no es ni positivo ni a favor de nuestro bienestar, sino todo lo contrario.

Queremos compartir contigo una técnica que hemos aprendido gracias a la filosofía Huna. Esta técnica es extremadamente simple e increíblemente poderosa, pero requiere de un pequeño esfuerzo de nuestra parte.

La Bendición.

El arte de bendecir es una energía que tiene el poder de transformar tu vida y puede ayudarte a manifestar aquello que anhelas y deseas. Hay tres razones importantes por las que debemos comenzar a utilizar la bendición en nuestra vida.

1. Cuando enfocamos nuestra atención en una vibración alta, es decir, en **pensamientos positivos**, estamos activando la fuerza creadora del poder del universo.
2. Logramos enfocar nuestra energía hacia **nuestro interior**.
3. Bendecir a otros también funciona cuando utilizamos el poder de la bendición **hacia fuera**, bendiciendo los alimentos, nuestra familia, nuestros allegados, etc.

Expandimos este poder para que abarque todas las áreas de nuestra vida. Ahora que te hemos contado por qué es tan beneficioso utilizar el arte de bendecir, pasamos a compartirte **cuatro formas primordiales en la que puedes utilizarlo.**

Afirmación

Si lo que deseas es cuidar, incrementar y expandir la vida de algo, puedes utilizar una afirmación o declaración. Por ejemplo: *bendigo la buena salud de mis hijos. Bendigo mi jardín que me alimenta y mi prosperidad y abundancia en la vida.*

Admiración

Cuando notas algo que te genera placer o bienestar en tu vida, como un amanecer o una bonita tarde, el hecho de elogiarlo o alabarlo funciona como una suerte de bendición. Por ejemplo: *¡qué bellos y benditos hijos tengo! ¡Qué gran día he tenido hoy! ¡Qué bendecido hogar tengo!*

<u>Anticipación</u>

Cuando te enfocas en un evento o situación que aún no has vivido o ha sucedido, puedes usar este tipo de bendición para anticiparse a su resultado beneficioso y positivo. Por ejemplo: *¡qué hermoso almuerzo familiar tendremos este fin de semana! Bendigo el viaje de trabajo que tendré la próxima semana. Bendigo la intervención médica satisfactoria que realizaré el mes entrante.*

<u>Apreciación</u>

Cuando te sientes agradecido/a por algo que tienes en tu vida, puedes utilizar este tipo de bendición para mostrar tu aprecio y gratitud. Por ejemplo: *gracias por este hermoso momento compartido con amigos. Bendigo los alimentos que comeré hoy. Bendigo la hermosa familia que tengo.*

Te recomendamos que de ahora en más utilices esta herramienta de la bendición todos los días para comenzar a vibrar alto, con energía positiva y alejar poco a poco la negatividad del maldecir por los sucesos que quizás no son tan placenteros. Recuerda, todo pasa por algo, todo es motivo de agradecimiento, porque ha servido como experiencia y aprendizaje.

La bendición abre la puerta para poder manifestar en tu vida aquello que deseas. Pero también hay otra cosa clave que necesitas para poder convertir tus deseos en realidad, para poder transformar aquello que deseas transformar y vivir la vida que realmente mereces. Y aquí viene la segunda ley dentro del libro de *Las Siete Leyes Espirituales del éxito* de **Deepak Chopra**.

Esta segunda ley que queremos compartirte y que es increíblemente poderosa, *La ley de la intención y el deseo,* explica que dentro de cada intención y cada deseo que tenemos se encuentra **el poder para**

manifestarlos, es decir, que dentro de cada deseo también está el poder para hacerlo realidad.

Como comentamos anteriormente, desear algo y tener la intención de conseguirlo es saludable. Lo que debemos evitar es tener una idea rígida e inamovible de cómo debe lograrse aquello que deseamos, ya que este proceso forma parte del proceso creador del universo. Si respetas estas leyes, vas a lograr tener la plena confianza de que lo que deseas se convertirá en realidad.

La bendición abre la puerta para poder manifestar en tu vida aquello que deseas.

Entonces, ten la intención y el deseo de algo que realmente quieras vivir en tu vida: tu cuerpo fuerte, tu salud perfecta, tu familia armoniosa, relaciones sanas, tu trabajo ideal, etc. Todo lo que deseas se puede manifestar. Pero recuerda, todo deseo debe ser soltado con la ley del desapego, entendiendo que el universo lo va a manifestar en el **tiempo y espacio perfectos**.

Quizás esto se entiende mejor con una historia, así que vamos a compartirte la historia de cómo Mariana conoció a Pablo.

Historia de Mariana: Mi Deseo Hecho Realidad

Anteriormente te conté el momento de inflexión en mi vida, el momento en que decidí comenzar a ser feliz. ***Lo que no te conté es que ese mismo día conocí a Pablo.***

Aquel día que había comenzado con angustia y dolor, se transformó poco a poco en el mejor día de mi vida. Y quiero contarte por qué.

Me propuse ir al curso de cocina que dictaba mi amiga y así tener una excusa para no quedarme en mi casa con mi familia. Ese día, caminando, decidí ser feliz. *Entendí que mis padres solo querían lo mejor para mí, al igual que mi hermano, y que al querer lo mejor para mí tenían ciertas expectativas de mí. También entendí que eso no era un daño, que en realidad no me estaban lastimando. Al ir caminando y darme cuenta de esta verdad; también encontré otra verdad muy importante:* **debía perdonarlos**. *Pero sobre todo,* **debía perdonarme a mí misma**, *porque todas estas exigencias, más que de mis padres, eran propias. Yo me estaba exigiendo ser perfecta. ¿Y qué significa ser perfecta? Buscaba una perfección que es irreal y que en realidad es inalcanzable. Pasamos la vida tratando de ser perfectos y nunca logramos serlo, porque en realidad no nos damos cuenta de que ya lo somos. Que siempre lo fuimos. Que siempre fuimos perfectos en todo lo que hemos podido hacer.*

Cuando entendí que mi familia sólo quería mi felicidad, comprendí que todo lo que tenía que hacer en la vida era simplemente eso: ser feliz. Desde ese día, al día de hoy, todas las decisiones que he tomado y tomo son en base a mi felicidad.

Ese domingo, al ir caminando a la clase de cocina, comencé a llorar. Las lágrimas caían de forma libre y constante. Descubrí que tenía mucha angustia en mi interior y que finalmente la estaba sacando de mi corazón. Cuando llegué a la clase me sentía liviana, contenta y tranquila. Esta verdad había cambiado los cimientos de toda mi mente, pero también de mi corazón.

En el taller yo era la única mujer joven. Me sentí a gusto entre las demás mujeres que participaban del evento. Sentí que estaba en un espacio de aceptación, de disfrute y de degustación. ¿A quién no le gusta la comida? ¿A quién no le gusta comer? Yo, que vengo de familia italiana, amo la comida. Para mí, el comer, siempre fue un momento de disfrute, de conexión con el gusto por la vida. Hasta ahí todo era mágico… hasta que llegó Pablo.

Cuando lo vi entrar, me di cuenta de que él era la persona que estaba destinada a estar conmigo. No tengo muchas palabras para explicarlo y espero ser lo más clara posible para poder compartirte esta experiencia que viene desde lo más profundo de mi corazón.

Cuando escuché la voz de Pablo y lo miré a los ojos por primera vez, supe que era parte de mi destino. Y lo primero que pensé fue "Uy, ¡qué horror! ¡No quiero, no quiero, no quiero, no quiero, no quiero!"

Este momento era para mí. Era el primer día de mi vida porque así me lo había propuesto y no quería a nadie más que a mi misma. Sin embargo, al verlo a Pablo, algo dentro de mí se acomodó y empezó a latir. Había una voz en mi mente que me decía: "Él es la persona ideal para ti". Y, sin embargo, por más que el que me hablaba era el lobo bueno, no lo quise escuchar. El lobo malo me susurraba también: "Esta persona seguro que me va a terminar lastimando. Seguro va a ser otra relación fallida. Otra relación que me dejará con el corazón destrozado en pequeños pedazos difíciles de volver a pegar".

Me costó. No voy a mentirte; me costó mucho entender que Pablo había sido enviado a mi camino por una fuerza desconocida del universo. Pero estoy contenta de que, al final, supe correr el miedo de lado para escuchar al lobo bueno.

Pablo hoy es una de las personas más importantes de mi vida. Es el padre de mi hijo y ha sido mi compañero y colega durante más de 12 años. Es hermoso entender que a veces estamos destinados a compartir nuestra vida con personas que nos ayudan a crecer y a evolucionar. Personas que nos permiten expandir nuestra conciencia y que incluso hacen que saquemos lo mejor de nosotros. Sacamos lo mejor de nosotros cuando estamos en el

> *espacio correcto en el momento correcto. Él fue la respuesta a mi deseo de ser feliz de ese día en adelante.*
>
> *El día de hoy sigo pidiendo lo mismo todas las noches antes de dormir. Pido ser feliz todos los días, que el universo me muestre la manera de encontrar la felicidad y de mantenerla con conciencia y con amor. Y también pido la guía para dar también amor a todas las personas que llegan a mi vida.*
>
> *Que hoy Pablo siga en mi vida no es casualidad; no hay casualidades en el universo, sino causalidades. Pablo es la causa de mi deseo. Por eso te comparto esta historia, porque yo tuve una intención y un deseo que tiré al universo con todo mi corazón y con total desapego. Aquel día creé mi propio mantra: "A partir de hoy soy feliz; a partir de hoy comienza mi vida; Me dispongo a ser feliz".*
>
> *Y ese mismo día, sólo media hora más tarde, mi camino se cruza con el de Pablo.*

Cuatro Palabras Que Sanan

"Nosotros estamos aquí solamente para traer paz a nuestra propia vida, y si traemos paz a nuestra propia vida, todo a nuestro alrededor encuentra su propio lugar, su propio ritmo y paz."
Morrnah Simeona Nalamaku

En este capítulo hemos hablado del poder, de la bendición. De lo importante que es poder conectarnos con la fuerza de la bendición, porque esto nos permite abrir puertas, borrar memorias y enfocar nuestra atención en todo lo bueno que tenemos en esta vida. Recordando que el poder está dentro de nosotros y que este es el momento para poder transformar nuestra vida.

Te vamos a compartir también una técnica increíblemente poderosa que se llama 'Las cuatro palabras que sanan'. Esta es una técnica del método de Ho'oponopono para transformar nuestra vida. Estas cuatro palabras son frases y son: **lo siento, perdón, gracias y te amo**. Estas tienen un poder increíblemente grande porque nos permiten conectarnos con el perdón, con la gratitud y con el amor. No son dichas hacia afuera. No se las decimos al universo ni se las decimos a una persona en particular, sino que nos decimos estas cuatro palabras a nosotros mismos.

Estas palabras van dedicadas a aquellas partes de nosotros que quizás están en oscuridad, que quizás aún duelen o están heridas, o que simplemente necesitan más amor. El poder conectarnos con las disculpas y con el perdón, nos permite limpiar ese lugar dentro de nosotros y entender que estamos aquí para aprender a sanar.

Cada experiencia de vida es una experiencia y es una aventura, y está aquí para que aprendamos de ella. **Todo aprendizaje viene con errores y los errores no son partes negativas**, no son fallas, no son faltas de Dios, sino que son pequeños logros que vamos adquiriendo para poder lograr un aprendizaje en nuestra vida.

Para Mariana no fue fácil entender que su felicidad era lo que más importaba. Ella sentía que había fallado en todas las áreas de su vida: su familia, estudios, carrera, trabajo. Pero cuando comprendió que la felicidad estaba en sus manos y que tenía el poder para vivenciarla, descubrió que todas estas áreas de su vida fueron sanando poco a poco.

El perdón es una parte clave de la sanación. Es importante perdonarnos: perdonar el enojo, la angustia y la frustración, porque todo es parte del proceso de sanación. Luego es importante conectarnos con la gratitud.

La gratitud es una de las energías de más alta vibración del universo. La gratitud, el amor, la aceptación, la comprensión, son los ingredientes principales con los que se manifiesta toda la creación y con los que la energía fluye de manera abundante y natural.

El miedo, el rencor, el enojo y la ira bloquean este flujo energético y traen a nuestra vida energías de baja vibración, generando en nosotros más angustia, más miedo, más ira y más rencor. Entonces estas cuatro palabras que te regalamos hoy, que son de la técnica de Ho'oponopono, las puedes repetir en el orden que quieras, las veces que quieras.

La gratitud, el amor, la aceptación, la comprensión, son los ingredientes principales con los que se manifiesta toda la creación.

Puedes incluso tomar una situación de tu vida -tu trabajo, por ejemplo-, y agradecer lo que tienes y lo que vives día a día. Puedes usar estas cuatro palabras de la siguiente manera:

Lo siento, perdón, gracias, te amo. Lo siento. Perdón. Gracias. Te amo. Lo siento por no reconocer lo importante que es este trabajo para mi. Agradezco el trabajo diario que puedo realizar y la oportunidad de compartirlo con otras personas.

Recuerda que estas cuatro palabras son tuyas y son para ti. Puedes incluso pensar en tu familia y si hay algún conflicto, primero di: "lo siento por no reconocer que había un conflicto". Perdónate por no haber tenido la conciencia para poder reconocer que puedes resolver ese conflicto. Agradece el conflicto porque ha venido para que aprendas algo nuevo y ámate por ser la persona que eres, capaz de resolver cualquier obstáculo y salir triunfante.

Embárcate en un viaje de sanación y libera tu fuerza interior para alcanzar el equilibrio en la vida con nuestro Programa Ho'oponopono. ¡Únete ahora! https://www.marianaypablo.com/programa-hooponopono

Historia de Pablo

Hace unas pocas páginas leyeron la historia de Mariana, ahora les voy a contar mi historia. Poco antes de conocerla, yo estaba prácticamente en éxtasis por muchos motivos. Uno de los cuales era que yo soy cantante de ópera y estaba a punto de estrenar mi primer papel protagónico de Papageno en la ópera "La Flauta Mágica" de Mozart. Realmente sentía una especie de dicha, porque estaba haciendo lo que quería.

En ese entonces yo no vivía en una zona muy comercial y me había enterado que muy cerca de mi casa había un pequeño centro de Ayurveda. ¡No lo podía creer!. Me enteré de una clase de cocina Ayurveda que se daba un domingo a las diez de la mañana y pensé: "Voy a ir". Ese domingo, justo unos días antes del estreno de La Flauta Mágica, llegué unos minutos tarde.

Apenas entro, veo sentada en la mesa, al lado de muchas señoras mayores, una mujer muy, pero muy bonita y algo me hizo sentir que esta chica era muy especial. Durante la clase, coqueteé descaradamente con esta chica que se llamaba Mariana. Ya casi terminada la clase, le confesé a una

de las compañeras que tenía ganas de conseguir su número de teléfono. Una señora hizo todo lo posible para ayudarme y finalmente conseguí su email justo antes de irme -¡el teléfono no me lo quiso dar!-.

Cuando Mariana se estaba despidiendo, me ofrecí a llevarla a su casa. Al principio no quiso, y fue un poco difícil conseguirlo, pero lo logré. Bueno, en realidad lo logramos entre mis compañeras de clase y yo.

Inmediatamente la invité a una feria de comidas del mundo cerca de allí. Pasamos un momento increíble.

Algo gracioso que les quiero compartir es que, hacia el final de la salida, yo me había pedido un licuado de frutas exquisito y Mariana se había pedido un licuado de frutas horrendo. Después de tomar unos sorbos y disfrutar de mi bebida, le ofrecí intercambiar los jugos para que ella pudiera probar el mío. Mariana nunca me devolvió el licuado y me tuve que quedar con su licuado de frutas asqueroso mientras ella saboreaba el mío, que era exquisito -fue el precio de conocer a tan maravillosa mujer...

Luego, cuando emprendimos la vuelta, estuvimos más de media hora buscando el auto, porque yo, distraído con su dulzura, no recordaba dónde lo había dejado.

Desde ese momento supe que Mariana era la indicada. Supe que había muchas chances de compartir el resto de mi vida con ella.

Gracias a Dios, gracias el universo, gracias a las coincidencias, gracias a la sincronicidad y el destino, hoy seguimos juntos y nuestro amor crece día a día.

Conectando Con Tu Yo Más Profundo

Existe una forma para poder conectarnos con nuestro yo más profundo, con nuestra intuición, con quien realmente somos: la Meditación.

Meditar es poner la mente en blanco. Meditar es poner la mente en negro. Meditar es concentrarse, Meditar es lo opuesto a concentrarse. Meditar no es un proceso sencillo: es sólo para aquellos que siguen un camino espiritual. Todas estas afirmaciones que seguramente hayas escuchado alguna vez, son declaraciones que intentan desgranar algo que es imposible de comprender desde la mente.

El proceso de meditación es justamente eso: un *proceso*. No es un fin ni un destino, sino que es el recorrido. La meditación es una práctica que cualquier persona puede realizar en cualquier edad o momento de su vida. Y hay tantas técnicas de meditación como seres humanos en el mundo. Quizás no tanto, pero sí hay muchísimas técnicas y todas apuntan a lo mismo: **Encontrar la felicidad interna; encontrarse a sí mismos; encontrar el rincón de paz y de no mente que habita en nosotros.**

La meditación no es un fin ni un destino, sino que es el recorrido.

Aprender a meditar y hacerlo de manera regular nos permite encontrar la aceptación de nosotros mismos y por ende, de los demás. Es la mejor herramienta para parar brevemente los pensamientos que muchas veces son más nefastos que positivos, armonizar las emociones, dormir mejor logrando un descanso reparador, comer mejor, ayudando a una buena digestión, tener más energía, una mayor creatividad, intuición y productividad en nuestro trabajo.

Ya sea que medites o que nunca hayas meditado, hoy queremos darte dos pequeños regalos. Al final de este capítulo vamos a compartir meditaciones guiadas para que puedas realizar en la comodidad de tu hogar, en cualquier momento del día.

Lo más recomendable es realizar la práctica de meditación dos veces al día durante aproximadamente 15 a 20 minutos.

Se dice que es recomendable meditar antes de hacer las cosas y luego de haberlas hecho: meditar por la mañana antes de comenzar el día de trabajo, actividades, quehaceres, etc. y luego nuevamente por la noche, una vez en casa, vueltos el trabajo o luego de haber finalizado las actividades del día.

El trapo sucio

Vamos a intentar explicar qué es la meditación con la siguiente analogía: imagínate que en una mano tienes un trapo muy sucio y bajo tus pies un arroyo de agua clara y limpia que fluye constantemente. Lentamente, sumerges el trapo en el arroyo y lo retiras. Luego lo vuelves a sumergir y lo retiras. Y así un par de veces. Si miras el trapo, te darás cuenta de que aún sigue sucio, pero no tanto como antes. Posiblemente el agua del arroyo haya ayudado a remover un poco la suciedad.

En esta metáfora, el trapo sucio representa nuestra mente cubierta de preocupaciones, ansiedades, pensamientos negativos, miedos, etc. El arroyo es el proceso de la meditación.

Cada vez que sumergimos el trapo en el arroyo - cada vez que meditamos -, nuestra mente comienza a soltar poco a poco todo aquello que la estaba perturbando: *limitaciones, miedos, creencias negativas*.

Una vez se le preguntó a Buda: "*¿Qué has ganado con la meditación?*". Él respondió: "*Nada. Sin embargo, he perdido la ira, la ansiedad, la depresión, la inseguridad y el miedo a la vejez y a la muerte*". Con esta frase resumimos un poco la esencia de la meditación.

Meditar es encontrar el camino de vuelta a casa, a nuestro centro, a nuestro corazón. Allí donde todo está bien y donde no hay miedos, ni peligros, ni nada de qué preocuparse.

Meditar es un regalo, una muestra de amor hacia nosotros mismos para darnos aquello que necesitamos. Y cada meditación es diferente, porque cada día somos personas diferentes al vivir nuevas experiencias.

> «*Ningún hombre puede cruzar el mismo río dos veces,*
> *porque ni el hombre ni el agua serán los mismos.*»
> **Heráclito**

Hay personas que no les gusta meditar porque les resulta difícil o porque sienten que no pueden o que no les sale, o simplemente porque les aburre. Cuando oímos estas palabras, hay algo en nuestro interior que se entristece, porque meditar es como mirarnos al espejo.

Meditar nos permite ver qué está sucediendo en nuestro interior para darle amor, armonizar, sanar y admirar. Y como cada día somos personas distintas, cada meditación será distinta. No esperes a tener siempre las mismas experiencias, pues la incertidumbre es una de las claves para ser feliz.

Si aún no te convences, te vamos a *"vender"* la meditación hablando de sus beneficios a nivel *físico*:

- alivia el dolor
- rejuvenece tanto interna como externamente
- fortalece el sistema inmunológico
- ayuda a reducir la presión arterial
- reduce el riesgo de enfermedades cardiovasculares
- aumenta considerablemente la energía.

Diversos estudios han comprobado el beneficio directo de la práctica diaria de meditación. A nivel mental, *emocional*:

- estimula el pensamiento creativo,
- mejora la memoria,
- ayuda al pensamiento focalizado
- favorece la concentración
- ayuda a desarrollar la famosa inteligencia emocional
- reduce el estrés
- mejora el insomnio
- fomenta la positividad
- nos ayuda a mejorar nuestras relaciones siendo menos reactivos
- favorece la autoestima
- A nivel *espiritual*:
- aumenta el autoconocimiento
- ayuda a desarrollar la compasión
- nos conecta con el momento presente
- establece una profunda conexión con la vida
- nos aporta felicidad, paz, armonía interior
- nos ayuda a conectarnos con tú yo más verdadero llamado alma, esencia, **Atman**.

Es llamativo que el "no hacer nada" en realidad haga tantas cosas; que algo invisible nos brinde tantos beneficios concretos.

Ahora vamos a compartirte un ejercicio práctico para que aprendas a hacer una meditación que es muy, pero muy sencilla: la meditación *So-Hum*.

Meditación SO-HUM (*so-jam*)

So-Hum es el sonido y la manifestación de la respiración. "*So*" nos conecta con el aire que entra en nuestro cuerpo. Es la conexión con la divinidad, con la inspiración. Inspirar es conectarse con la Fuente Creadora del Universo y con la energía vital de éste, lo que mantiene todo con vida y lo que permite la sanación.

"*Hum*" hace referencia al aire que sale, expira, suelta. Expirar es un sinónimo de morir. Y en este caso se refiere a soltar lo que no necesitas. Debemos soltar lo que no le sirve al cuerpo - como pensamientos y creencias limitantes - para que éste se llene de energía de vida, energía inspiradora, energía divina.

So-Hum también se traduce de forma sencilla como "*yo soy*". Pero su significado está conectado a nuestra verdadera naturaleza, aquella que se conecta con la divinidad en un aliento de aire más allá de nuestro cuerpo, nuestra personalidad, carrera, trabajo, etc. ¿Con qué deseas inspirarte el día de hoy? Solo respira.

EJERCICIO 1

Vamos a enseñarte de forma sencilla y práctica cómo realizar la meditación So-Hum. Como te compartimos anteriormente, esta meditación es mundialmente conocida y muchas personas explican el mantra como *yo soy*, pero en realidad su significado es mucho más profundo y aunque tiene que ver con nuestra identidad, en realidad tiene más que ver con una expansión de tu conciencia y con una conexión con tu verdadero ser.

Cuando 'So' entra en el cuerpo, entra con la energía de la vida y 'Ham' el ego, nuestra individualidad limitada, sale. Este es el significado de *So-Hum*.

Cuando inhalas *'So'*, estás inhalando vida. Cuando exhalas *'Hum'*, estás exhalando ego y limitación. Y esta meditación, cuando se practica correctamente, conduce a **la unión del individuo con la conciencia cósmica universal**. Irás más allá del pensamiento, más allá del tiempo y del espacio, más allá de la causa y el efecto. Tu conciencia se vaciará y en ese vacío se expandirá, y la paz y la alegría descenderán como una bendición sobre todo tu ser.

Manos a la obra

Lo único que tienes que hacer es encontrar un lugar tranquilo, en silencio, para sentarte cómodamente con brazos y piernas descruzados. Procura tener, aunque sea 15 o 20 minutos, sin interrupciones. Una vez que estés cómodamente sentado/a, cierra los ojos. Comienza a llevar la atención a tu respiración. Visualiza cómo entra y sale el aire, sin esfuerzo. Deja que la respiración se de fluidamente, a tu propio ritmo.

Una vez que te vas relajando, el siguiente paso es observar los pensamientos sin juzgarlos. ¿Qué significa observar los pensamientos? Dejar que pasen sin dejarte llevar con ellos. Este proceso es similar a cuando alzas la vista al cielo para ver las nubes pasar. Simplemente, mira tus pensamientos y observa cómo vienen y se van.

Luego, vas a introducir el mantra So Hum. ¿Cómo? Muy sencillo. Cuando inhalas, vas a pensar mentalmente, sin esfuerzo y sin emitir sonido, la palabra *'so'*. Y cuando exhalas, la palabra *'hum'*. Mentalmente y a tu ritmo irás repitiendo *so* al inhalar y *hum* al exhalar.

Este proceso te tomará entre 10, 15 o 20 minutos -lo que puedas el día de hoy.

Si aparecen pensamientos, sensaciones en el cuerpo o cualquier otro tipo de interferencias, lo único que debes hacer es volver a poner tu atención al mantra.

Al principio puede resultar dificultoso; pero lo importante es que logres conectarte con este momento con la ayuda del mantra y permitir que los pensamientos se sucedan. No intentes dirigirlos, ni bloquearlos o negarlos; simplemente obsérvalos.

Cada vez que sientas que tu atención se desvíe o te distraigas, vuelve a llevar tu atención al mantra *SoHum*.

No es recomendable utilizar un timer o reloj que nos despierte violentamente cuando terminen los 15 o 20 minutos. Puedes usar el sonido de una campanilla suave para indicarte que el tiempo deseado ya ha llegado. Una vez que finalizas, procura quedarte en silencio unos pocos minutos y luego, suave y dulcemente, vas a abrir los ojos.

A medida que pasa el tiempo, verás cómo puedes extender el tiempo de esta meditación. Mientras tanto, lo ideal es practicarla dos veces por día o, por lo menos, una vez al día.

LINK MEDITACIÓN SO HUM:

https://www.marianaypablo.com/meditacion-so-hum

El Verdadero "Por Qué"

El propósito de la meditación es conectarnos con quien realmente somos y dejar de identificarnos tanto con nuestros pensamientos, aunque sea por un momento. Meditar es dejar que esta nube de pensamientos tóxicos y molestos se disipe y vislumbrar nuestro espíritu interior.

Al principio, como bien dijimos, tal vez sea difícil controlar la vorágine de pensamientos. Si nunca has meditado, es posible que sientas frustración. Pero entiende que esto es simplemente un pensamiento y es parte del proceso.

El objetivo de la meditación es conectarnos con el espacio de la mente, liberar los pensamientos molestos con total tranquilidad y desprendimiento.

El secreto de la meditación

Otra de las claves de la meditación es que nos hace conscientes de un gran secreto del universo: **atraemos la realidad que vivimos**. No hay culpables; sólo hay un responsable de la vida que tienes: tú.

Según la ley de atracción, tú creas tu propia realidad atrayendo a tu vida la misma vibración que impregna tus pensamientos y tus creencias. Por eso es tan importante que lleves la atención a tu sistema de creencias. Y es tan importante también que te perdones por atraer cosas quizás dolorosas a tu vida desde un lugar de inconsciencia.

Ahora que conoces estos principios, vas a prestar más atención a lo que piensas y a lo que deseas, ya que tarde o temprano se hará realidad.

Agradece; elimina los venenos de tu vida; deja de alimentar al lobo malo; reprograma tu mente con pensamientos positivos y respira porque ahora viene la parte más bonita…

Observa tu vida con nuevos ojos

Visualiza la vida como realmente la quieres vivir. Es momento de tomar el lienzo en blanco y comenzar a pintar tu vida con los colores que elijas. Hoy pintarás tu vida exactamente con lo que deseas, con lo que sientes que mereces y sabemos, incluso sin conocerte, que te mereces lo mejor.

En palabras del poeta Rumi: *"ya eres todo lo que siempre quisiste ser"*. Eres el creador de tu vida y tienes todo lo que necesitas para vivir una vida excelente, plena y saludable. Solo debes aprender a focalizar tu energía para traerla a ti.

EJERCICIO 2

Vamos a regalarte un segundo ejercicio, que es muy profundo.

Luego de practicar la meditación *so-hum*, te proponemos realizar un **Sankalpa**. Sankalpa es una palabra en sánscrito que significa *intención, propósito y determinación*. El Sankalpa es **un mantra personal** que creamos.

Esto es un voto, una promesa que asumimos con seriedad y compromiso con nosotros mismos. Es una frase corta y positiva que funciona como receptáculo de la energía emanada en la práctica de la meditación para ser utilizada con una intención, con un deseo y para mejorar cualquier aspecto de tu vida, para lograr cambiar un hábito o mejorar relaciones personales.

El propósito y el objetivo del Sankalpa es **transformar nuestro patrón de vida de modo positivo**; la idea es repetir una frase que tú crees, al menos tres veces, mientras te encuentras en estado de meditación.

Por este motivo es importante que realices primero la meditación *so hum*, para conectarte con tu parte más profunda, tu verdadera esencia.

Una vez que termines la meditación, vas a crear tu Sankalpa. Recuerda: tiene que ser una oración, un mantra personal que crees y que resuma en muy pocas palabras lo que deseas vivir en tu vida. Utiliza palabras positivas y los verbos siempre en presente, no en pasado ni en futuro.

Por ejemplo: *"Tengo un trabajo perfecto. / Mi relación con mi pareja es perfecta. Es armoniosa y está rodeada de amor. / Mi cuerpo es perfecto, es el templo de mi alma y se encuentra en perfecta salud."*

Cualquiera sea la frase que crees, recuerda que debes repetirla tres veces luego de la meditación y no puedes crear una nueva hasta que ésta no se haya manifestado en tu vida.

Imagina que esta frase está atrayendo a ti toda la fuerza creadora del universo para que se manifieste en tu vida. Incluso puedes usar las palabras *aquí, ahora, en este momento, ahora en mi vida.*

Recuerda, el momento de poder es *ahora*, no será mañana y no fue ayer. Ahora tienes todo el poder para transformar tu vida. Tienes todo lo que necesitas para ser feliz. Así que arma tu frase más poderosa, tu propio Sankalpa, aquel que va a atraer toda la energía creadora del Universo para que se manifieste aquí, ahora en tu vida.

Si lo deseas, también puedes escribir este mantra personal en un papel y llevarlo contigo, a tu trabajo o a donde sea que vayas.

También puedes tenerlo pegado en algún lugar de la casa. Una idea muy interesante es pegar el mantra personal en un espejo. Así, cada vez que te veas a los ojos puedes repetir tu frase de poder, vibrando lo que deseas con todo tu corazón.

Hoy comienzas una nueva vida. A partir de hoy empiezas a ser feliz.

Conclusión

La última clave para poder sanar tu vida es integrar todo lo que hemos compartido hasta el momento, y para hacerlo debe estar presente **el amor**.

Recuerda: nadie nace sabiendo. Nadie sabe qué es el amor en realidad.

Todos y cada uno de nosotros tenemos una percepción del mundo, de la realidad y del amor distintos. Es por eso que la frase de Louise Hay, al igual que las cuatro palabras que sanan, son tan poderosas; porque nos permiten entender que todo se aprende y que cada uno de nosotros tiene cosas por trabajar y por sanar.

Si quieres sanar una relación, del tipo que sea, debes tener amor. Primero, amor propio y luego sentir amor a la otra persona con la que deseas sanar el conflicto.

Muchas veces no perdonamos por miedo a ser lastimados nuevamente. El miedo es lo opuesto al amor, no el odio. Cuando experimentamos miedo, nos quedamos anclados a un espacio pasado; el miedo nos paraliza y nos deja en un espacio de no cambio, no crecimiento y no evolución.

Si estás leyendo este libro es porque deseas todo lo contrario en tu vida: la evolución, el crecimiento y el cambio para vivir nuevas y mejores experiencias.

Cuando experimentas el amor, un amor sin condiciones, sin límites ni juicios, sin requisitos, sin recetas, entonces vives una vida mágica, sana y puramente dichosa.

Lo que sobrevivirá de nosotros es el amor.
Philip Larkin

Esta frase resume todo lo que venimos compartiendo en este libro. El amor es la base de toda transformación. El amor propio es lo que va a abrir la puerta para tu mayor transformación en la vida. Es el primer paso para tu nueva vida.

Un sabio médico dijo una vez: toda enfermedad se cura con amor. Un escéptico le increpó: y si no funciona? El médico le replicó: aumenta la dósis

A mitad de escribir estas páginas, hubo dos hechos que transformaron nuestra vida para siempre y queremos compartirlas en este momento contigo para honrar a estas personas y también para celebrar este libro que fue un sueño cumplido para nosotros.

Sergio Medina, a quien hemos dedicado este libro, partió a una nueva vida. Sentimos la necesidad de contarte un poco sobre él, ya que es quien recibe la dedicatoria y además es quien, sin cuya presencia y empuje, estas páginas no se hubiesen escrito.

Sergito era un hombre enorme, en un envase pequeño. Con un metro cincuenta y cinco, más bajo que Mariana, parecía pasar desapercibido. Pero la realidad es que, sin importar su estatura o su contextura física, era de esas personas que comandan la atención de todo un salón.

Sergito nació el 22 de marzo de 1962. Su madre, Mimí, le dijo que su padre había muerto antes de que él naciera y por ese motivo estaban solos. Pero pasados sus treinta años de edad, descubrió una triste verdad: su padre no estaba muerto, sino que su madre no lo quería en sus vidas por razones egoístas que no compartiremos aquí.

Lo importante es que Sergio logró conectarse con su padre, quien lo había estado buscando durante muchísimos años para poder conocerlo.

En pocas palabras, su vida no fue perfecta, ni tampoco demasiado feliz, pero al llegar a sus cuarenta años pudo dar un vuelco a toda su angustia y tristeza y rehacer su vida.

Sergito fue promotor de seguros, remisero, taxista, trabajó en una radio y creó su propia radio online cuando aun esto no estaba de moda; fue masajista, reflexólogo, distribuidor de productos para la salud, maestro de Reiki y tantas otras cosas más. Pero lo que más destacamos es que Sergito fue una GRAN PERSONA, con letras mayúsculas. Sergito era una persona pequeña, con una presencia enorme. Fue también la persona que nos unió en este camino de aprendizaje y de docencia.

Él fue nuestro maestro de Reiki de la escuela del Sistema Usui Tradicional, y fue quien nos enseñó a conectarnos con nuestro poder interior, **que todo lo puede, que todo lo sana y que todo lo equilibra**.

Las conversaciones con él nunca eran aburridas y podían durar horas, y entre palabra y palabra encontramos experiencias afines a pesar de las diferencias. La gran mayoría de los conflictos que solíamos tener en nuestras vidas eran los mismos que Sergio estaba atravesando en la suya, y gracias a sus palabras y a su modo de ver el mundo, logramos armonizar el nuestro. Nos gusta pensar que hemos hecho lo mismo para él.

Sergito fue quien dijo: "*Bueno, chicos, ahora prepárense que les toca a ustedes dar talleres y cursos*". Y a pesar de nuestras dudas e inseguridades, lo hicimos y nos fue genial. Cada taller, cada seminario y cada curso que hemos dado fue gracias a su empuje y a su decreto.

Fuimos y seguimos siendo buenos docentes, no solo porque hemos dedicado muchos años de estudio y perfeccionamiento, sino también porque hemos tenido al mejor de los maestros. Él participó de casi todos nuestros eventos y solía compartirnos su opinión durante una cena bien copiosa y chancha.

Sergio Medina fue, para nosotros, un padre, maestro, hermano y amigo, pero sobre todo fue *Sergito*.

No bastan las palabras para decir cuánto lo extrañamos. Él nos acompañó en todo lo que fuimos haciendo; estuvo presente en las presentaciones de ópera y de canto de Pablo, en nuestros cursos y seminarios, en nuestros retiros y nuestras prácticas con alumnos. Incluso nos acompañó a la clínica para los chequeos semanales de nuestro embarazo y fue el primero en saludarnos desde la vereda cuando internaron a Mariana para dar a luz.

Por suerte no han quedado cosas por decir. Siempre le expresamos cuánto lo queríamos. Los abrazos de saludo y de despedida eran de esos bien fuertes y que duran un rato. Los mensajes siempre traían un chiste o algo gracioso y los cafecitos que compartimos eran los más dulces.

Definitivamente, no quedaron cosas por decir, pero sí quedaron cosas por hacer.

Hay una gran lista de cosas que nos hubiera gustado compartir con él. Nos encantaría que nuestro hijo Noah pudiera haberlo conocido lo suficiente como para charlar con él o jugar a algo divertido. De todas formas, agradecemos que lo haya podido conocer. Será siempre un abuelo para nuestro bebe.

Esta quizás sea la historia de un final, pero en realidad es la historia de un comienzo...

El segundo evento que transformó nuestra vida fue nuestro embarazo y la llegada de Noah a nuestras vidas. Noah Dino nació el 28 de septiembre del año 2021 y desde ahí en adelante nos embarcamos en una nueva aventura: la aventura de ser padres a tiempo completo. Noah disfruta de nuestra compañía las 24 horas del día, los 7 días de la semana, los 365 días del año. Más adelante, les contaremos si Noah considera esto una alegría o un castigo.

Como padres estamos super orgullosos y contentos de tener todo nuestro tiempo para él, de amar lo que hacemos. Día a día trabajamos para que nuestra relación sea sana y armoniosa y para expresarnos todo lo que sentimos, con respeto y conciencia. Pero también seguimos trabajando individualmente, en nuestro interior, domando a nuestros demonios internos, alimentando al lobo bueno.

Sabemos y entendemos que todo empieza por uno, que todo el poder está dentro y que todo lo que necesitamos para ser felices ya lo tenemos.

Ni Pablo hace feliz a Mariana, ni Mariana hace feliz a Pablo.

Cada uno de nosotros es feliz individualmente. Sabemos que la felicidad es una responsabilidad, es nuestro único deber en esta vida. Entendemos que Noah lo único que necesita para estar bien es que sus papás sean felices. Y para que él sea feliz necesita una estructura saludable, una comunicación respetuosa y positiva, un hogar cálido que alimente el amor interior. Eso es lo que nosotros trabajamos en lograr día a día.

No es magia, no es algo milagroso. Es un trabajo, es un compromiso con uno mismo.

Ese es el compromiso que tú también has tomado al leer este libro. Y es el compromiso que esperamos hayas tenido al hacer todos los ejercicios que te recomendamos en este libro.

Esta es la verdadera clave para toda transformación: el **compromiso, respeto y paciencia** con uno mismo, el **amor** propio, la **esperanza** de que siempre se puede estar mejor; entendiendo que todo es un proceso de **aprendizaje**. Todo toma su **tiempo**.

Deshacernos de nuestros demonios y dejar de alimentar al lobo malo no es algo que se logre de la noche a la mañana, pero sí es algo que se logra y nos puede transformar.

Esa es la **promesa** de este libro y de cada uno de estos capítulos: ayudarte a encontrar conscientemente el amor para lograr todo lo que quieres lograr en esta vida.

Todo el poder está adentro

El momento de poder es *ahora*. Eres una obra de arte en proceso. Eres un superhéroe con superpoderes. Permítete descubrir todos tus poderes especiales. Date el respeto que mereces para poder apreciar todas tus pequeñas partes con asombro, amor y reverencia. Celebra quién eres hoy. Recuerda que *hoy es el primer día de tu vida*. Estas mismas palabras que Mariana se dijo en un momento, te las regalamos hoy a ti.

Hoy comienza tu vida, a partir de hoy te dispones a ser feliz.

Hoy comienza tu nueva vida. Disfrútala.

Para obtener más información y saber más sobre cómo podemos ayudarte a lograr tu propia transformación personal de cuerpo, mente y espíritu, reserva una llamada de descubrimiento gratuita aquí:

https://www.marianaypablo.com/llamada-con-nosotros

Transformación Total Cuerpo, Mente Y Espíritu

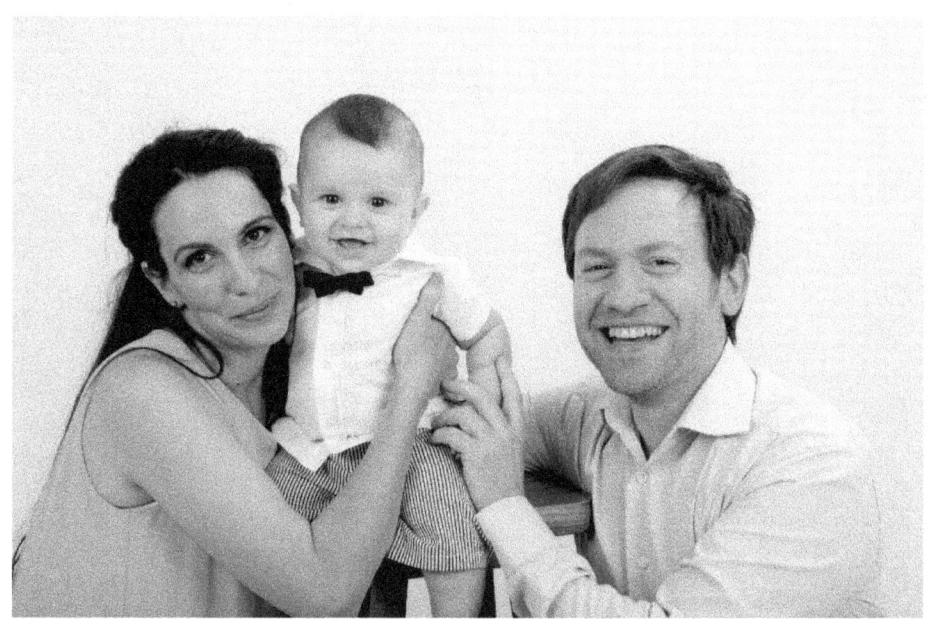

¡GRACIAS POR LEER NUESTRO LIBRO!

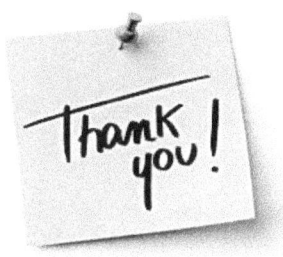

DESCARGA TUS REGALOS GRATIS

Solo para decir gracias por comprar y leer mi libro, quisiera ¡Me gustaría darte algunos obsequios de bonificación gratis, sin condiciones!

Para descargar ahora, visite:
https://www.marianaypablo.com/pymregalos

Agradecemos su interés en nuestro libro y valoramos sus comentarios, ya que nos ayudan a mejorar las versiones futuras de este libro. Le agradeceríamos que dejara su valiosa reseña en Amazon.com con sus comentarios. ¡Gracias!

www.ingramcontent.com/pod-product-compliance
Lightning Source LLC
LaVergne TN
LVHW011421080426
835512LV00005B/196